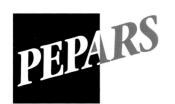
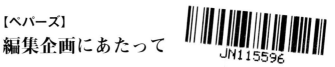

【ペパーズ】
## 編集企画にあたって

　植皮術は皮膚の移植法の 1 つであり，全形成外科医が必ず習得すべき手術手技の 1 つである．本邦に「形成外科」という名の診療科が誕生した 1958 年以降，皮膚の移植技術は様々な発展を遂げ，「植皮術」という用語の定義にも変遷が見られる．かつて，皮膚の移植術を「有茎植皮術」と「遊離植皮術」に分類した時代から，それぞれ，血流を保持しながら皮膚を移植する「皮弁移植術」と，移植時の血流は途絶しながらも移植床からの血管新生等により皮膚の生着を図る「植皮術」との用語変換がなされた．すなわち，茎の有無による皮膚移植の分類から，皮膚の生着過程による分類に変更されたのである．

　今回の企画は，現在の用語としての「植皮術」の特集であるが，その皮膚の生着過程は特殊であり未解明な部分も多かった．近年，その基礎的な研究にも発展が見られる．また，その特殊な生着過程から tie-over dressing に代表される独特のドレッシング・固定法が成書に記載されているが，近年は状況に応じてドレッシング材の選択，NPWT の併用，可動域を保ちながらの固定法など，術後管理にも新展開が見られる．また同じ植皮術であっても，様々な目的に応じて移植皮膚の厚さ・形態も多様化しており，恵皮部犠牲の最小化，効率性，再建皮膚の向上を求め，様々な工夫が報告されている．さらに，顔面，四肢への植皮術は，整容面・機能面への配慮から，特殊部位として植皮術においても独特の考え方と技量が不可欠である．また，特に広範囲熱傷に対しては，同種皮膚移植術の活用が救命率向上に大きく寄与することから，スキンバンクネットワークの確立は非常に大きな進歩の 1 つであった．同時に，皮膚移植は再生医療導入の最前線であり，人工真皮，培養表皮，皮膚組織の細片細胞懸濁液などにより，植皮術の代替療法が確立され臨床応用されている．これらの治療法の利点と適応限界，そして今後向かうべき方向性は，現在臨床現場で働く形成外科医は認識すべき重要な事項である．

　いずれも，その道のエキスパートの先生方に執筆を依頼し，現在の植皮術を網羅的に若手形成外科医に伝えることのできる内容になっていると自負している．同時に，形成外科は基本診療科の 1 つとしての地歩を確立したが，植皮術は，医学を志す医学部生，すべての研修医に対して形成外科がその教育を担う題材の 1 つであることは間違いない．この 1 冊が，全ての医療従事者の「植皮術」に対する系統的な理解にもつながることを祈念している．

2023 年 12 月

櫻井裕之

# KEY
# WORDS
# INDEX

# WRITERS FILE

ライターズファイル（五十音順）

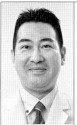

### 青木　大
（あおき　だい）
| | |
|---|---|
| 2000年 | 杏林大学保健学部卒業<br>同大学医学部付属病院臓器<br>組織移植センター |
| 2008年 | NPO日本スキンバンク<br>ネットワーク<br>東京歯科大学市川総合病院<br>角膜センター・アイバンク |
| 2011年 | 同，チーフディレクター |
| 2016年 | 一般社団法人日本スキンバ<br>ンクネットワーク，理事/<br>チーフコーディネーター |

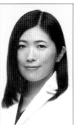

### 黒柳　美里
（くろやなぎ　みさと）
| | |
|---|---|
| 2005年 | 日本医科大学卒業<br>同大学千葉北総病院，初期<br>研修 |
| 2007年 | 北里大学形成外科・美容外<br>科学 |
| 2016年 | 日本医科大学千葉北総病院<br>救命救急センター |
| 2018年 | 横浜市立大学附属市民総合<br>医療センター高度救命救急<br>センター<br>同大学医学部救急医学<br>同大学医学部形成外科学 |

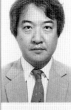

### 田中　克己
（たなか　かつみ）
| | |
|---|---|
| 1984年 | 長崎大学卒業<br>同大学形成外科入局 |
| 1988年 | 松江赤十字病院形成外<br>科 |
| 1989年 | 大分中村病院形成外科 |
| 1992年 | 長崎大学形成外科，助<br>手 |
| 1999年 | 同，講師 |
| 2003年 | 同，助教授 |
| 2008年 | 同，准教授 |
| 2015年 | 同，教授 |

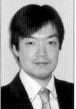

### 小川　令
（おがわ　れい）
| | |
|---|---|
| 1999年 | 日本医科大学卒業 |
| 1999年 | 同大学形成外科入局 |
| 2005年 | 同大学大学院修了 |
| 2005年 | 会津中央病院形成外科，部<br>長 |
| 2006年 | 日本医科大学形成外科，講<br>師 |
| 2007年 | 米国ハーバード大学形成外<br>科，研究員 |
| 2009年 | 日本医科大学形成外科，准<br>教授 |
| 2013年～現在　東京大学，非常勤講師（兼任） |
| 2015年 | 日本医科大学形成外科，主<br>任教授 |

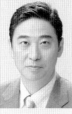

### 櫻井　裕之
（さくらい　ひろゆき）
| | |
|---|---|
| 1986年 | 愛媛大学卒業<br>東京女子医科大学形成<br>外科入局 |
| 1990年 | 同，助手 |
| 1995～98年　米国テキサス大学<br>留学 |
| 2001年 | 東京女子医科大学形成<br>外科，講師 |
| 2006年 | 同，准教授 |
| 2009年 | 同，主任教授 |

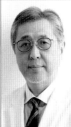

### 松村　一
（まつむら　はじめ）
| | |
|---|---|
| 1987年 | 東京医科大学卒業<br>国立病院東京医療センター<br>外科 |
| 1989年 | 東京医科大学形成外科<br>教室 |
| 1995年 | Div. of Plastic Surgery and<br>Dept. of Surgery, Univer-<br>sity of Washington に留学 |
| 1997年 | 東京医科大学形成外科教室 |
| 1998年 | 同大学形成外科教室，講師 |
| 2002年 | 同大学形成外科教室，助教<br>授 |
| 2008年 | 同大学形成外科教室，教授 |
| 2014年 | 同大学形成外科分野，主任<br>教授 |

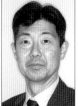

### 垣淵　正男
（かきぶち　まさお）
| | |
|---|---|
| 1986年 | 大阪大学卒業 |
| 1986年 | 同大学皮膚科，研修医（形<br>成診療班） |
| 1989年 | 大阪府立成人病センター耳<br>鼻咽喉科・頭頸部外科 |
| 1990年 | 東京警察病院形成外科 |
| 1992年 | 大阪大学皮膚科，医員（形<br>成診療班） |
| 1993年 | 同，助手（形成診療班） |
| 1996年 | 兵庫医科大学耳鼻咽喉科，<br>助手（形成外科診療班） |
| 2002年 | 同，講師（形成外科診療班） |
| 2004年 | Chang-Gung Memorial<br>Hospital（台湾）留学 |
| 2005年 | 兵庫医科大学耳鼻咽喉科，<br>助教授（形成外科診療班） |
| 2005年 | 同大学形成外科，教授 |

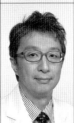

### 島田　賢一
（しまだ　けんいち）
| | |
|---|---|
| 1993年 | 富山医科薬科大学卒業<br>金沢医科大学形成外科，<br>入局 |
| 1994年 | 市立礪波総合病院形成外<br>科 |
| 1996年 | 金沢医科大学形成外科，<br>助手 |
| 2001年 | 石川県立中央病院形成外<br>科 |
| 2002年 | 金沢医科大学形成外科，<br>助手 |
| 2007年 | 同，講師 |
| 2010年 | 同，准教授 |
| 2018年 | 同，教授 |

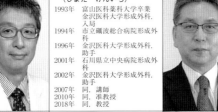

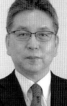

### 森本　尚樹
（もりもと　なおき）
| | |
|---|---|
| 1993年 | 京都大学卒業<br>神戸市立中央市民病院，研<br>修医 |
| 1994年 | 島根県立中央病院形成外<br>科，医員 |
| 1998年 | 京都大学医学部附属病院形<br>成外科，医員 |
| 2000年 | 神戸市立中央市民病院形成<br>外科，副医長 |
| 2003年 | 京都大学医学研究科形成外<br>科，医員 |
| 2004年 | 同，講師 |
| 2011年 | 同，講師 |
| 2012年 | 関西医科大学形成外科学講<br>座，准教授 |
| 2016年 | 同，准教授 |
| 2019年 | 京都大学大学院医学研究科<br>形成外科学，教授 |

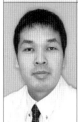

### 樫村　勉
（かしむら　つとむ）
| | |
|---|---|
| 2002年 | 日本大学卒業<br>東京女子医科大学形成<br>外科入局 |
| 2004年 | 都立府中病院外科 |
| 2005年 | 埼玉県立がんセンター<br>形成外科 |
| 2007年 | 都立府中病院形成外科 |
| 2009年 | 日本大学形成外科，助<br>教 |
| 2018年 | 同，准教授 |

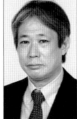

### 副島　一孝
（そえじま　かずたか）
| | |
|---|---|
| 1988年 | 筑波大学卒業<br>東京女子医科大学形成<br>外科入局 |
| 1992年 | 同，助手 |
| 1998～2000年　米国テキサス大<br>学留学 |
| 2004年 | 東京女子医科大学，講<br>師 |
| 2011年 | 日本大学形成外科，准<br>教授 |
| 2020年 | 同，教授 |

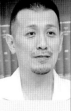

### 四ッ柳高敏
（よつやなぎ　たかとし）
| | |
|---|---|
| 1988年 | 弘前大学卒業 |
| 1992年 | 同大学大学院修了<br>同大学形成外科，助手 |
| 1993年 | 同，講師 |
| 1999年 | 同，助教授 |
| 2005年 | 札幌医科大学形成外<br>科，教授 |
| 2018年 | 同大学形成外科学講<br>座，教授 |

# CONTENTS 植皮のすべて，教えます

編集／東京女子医科大学 教授　櫻井裕之

◆編集顧問／栗原邦弘　百束比古　光嶋　勲
◆編集主幹／上田晃一　大慈弥裕之　小川　令

【ぺパーズ】
# PEPARS No.205/2024.1◆目次

「PEPARS®」とは <u>P</u>erspective <u>E</u>ssential <u>P</u>lastic <u>A</u>esthetic <u>R</u>econstructive <u>S</u>urgery の頭文字より構成される造語．

形成外科領域雑誌　ペパーズ

# PEPARS

# No.159
2020年増大号

# 外科系医師必読！
# 形成外科基本手技30
## —外科系医師と専門医を目指す形成外科医師のために—

編集／大阪医科大学教授　上田晃一

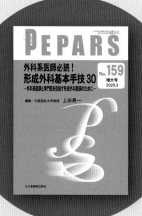

PEPARSのあの大ヒット特集が帰ってきました！
内容が**3倍**になって大幅ボリュームUP！
形成外科手技の**A to Z**を網羅した大充実の1冊です。

2020年3月発行　B5判　286頁
定価5,720円（本体5,200円＋税）

さらに詳しい情報と
各論文のキーポイントは
こちら！

全日本病院出版会　〒113-0033 東京都文京区本郷 3-16-4　Tel:03-5689-5989
www.zenniti.com　Fax:03-5689-8030

PEPARS　No.205：1-8，2024

◆特集／植皮のすべて，教えます

# 植皮の歴史

垣淵　正男[*]

**Key Words**：植皮(skin graft)，歴史(history)，ティールシュ(Thiersch)，ルベルダン(Reverdin)，クラウゼ(Krause)，塚田(Tsukada)

**Abstract**　　植皮術は，形成外科の基本的な手術手技の1つであるが，その最初の成功は1868年のReverdinによる薄く小さなピンチグラフトである．

その後，OllierやThierschが薄い分層植皮を，WolfeやKrauseが全層植皮を行い，分層植皮は，BlairとBrownの発表がよく知られている．

分層皮膚の採皮のために，剃刀に代えてフリーハンドデルマトーム，ドラム型デルマトーム，電動デルマトームが開発された．

限られた量の皮膚で広い創面を覆う方法として，パッチ状植皮，切手状植皮，網状植皮(メッシュグラフト)が行われ，メッシュデルマトームや「Postage stamp graft」用のカッターなども考案された．

その他にも特殊な植皮術として，inlay graft, over grafting, 瘢痕皮片植皮，オーバーラップ植皮法，耳介皮膚移植などの手技も工夫されてきた．

## はじめに

植皮術は，形成外科を象徴する基本的な手術手技の1つであり，専攻医が研修の初期段階で習得する術式でもあるが，実際の治療に役立つ形で植皮が行われたのは，より高度な手技である皮弁に遅れること数千年とも言われる．

皮膚の移植法の1つである植皮術の定義を，皮弁移植術との対比で，いったん切り離し血流が途絶した皮膚を移植床からの血管新生により生着を図る術式とすれば，紀元前から試みられていたであろう自家または同種皮膚移植がその始まりとも言えるが，通常は分厚い皮下組織を含んだ皮膚が生着することはない．

例外的な成功例とされたものは，比較的小さな組織片が好条件下で複合組織として生着したか，移植組織がバイオロジカルドレッシングの役割を果たして創治癒を助けたものと思われる．

ところが，神秘的な古代インド式の皮下脂肪を含んだ植皮術が存在し，19世紀のヨーロッパでの成功例と思われる報告や，我が国でも倉田らによる生着例が報告されている[1-2]．

しかし，一般的には，最初の植皮はJacques Louis Reverdinが1868年に成功したピンチグラフトである「ルベルダン植皮」である[2]．

それまでは不可能と信じられていた植皮の成功は，様々な術式や機器の開発につながって今日に至る．

## 植皮術の名称の変遷

植皮術には，開発が先行した「皮弁」を含む種々の用語があてられており，1950年代の成書では植皮が「遊離皮弁(移植)」や「遊離皮膚弁」，「遊離弁法」，全層植皮が「全皮弁法」，分層植皮が「中間皮弁法」や「中間層移植術」，薄目の分層植皮が「上皮弁法」，「上皮移植術」などと記載されている．

＊ Masao KAKIBUCHI，〒663-8501　西宮市武庫川町1-1　兵庫医科大学形成外科，教授

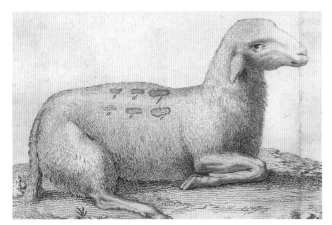

**図 1**. Baronio による皮膚移植実験
（文献 4 より引用）

1980 年代になると，少なくとも形成外科関係の文献では「全層植皮術」，「分層植皮術」に統一されているようであるが，皮弁については，まだ「有茎植皮術」の記載もある．

開発者の名を冠するものも多く，薄目分層植皮（Ollier-Thiersch 法），中間分層植皮（Blair-Brown 法），厚目分層植皮（Padgett 法），全層植皮（Krause 法，Wolfe 全層皮膚片，Krause-Wolfe 法），含皮下血管網全層植皮（塚田式植皮）などがある．

前述の皮下脂肪を付着させた皮膚脂肪移植は，古代インドの有茎皮弁に対して，「第2古代インド法」とも呼ばれる[1-2]．

### ルベルダン以前の試み

第2古代インド法では，恵皮部である殿部を鞭や木靴などで叩いて充血させてから採取した皮膚を移植する方法が行われていた[1-1]．

また，切り落とされた鼻を拾って縫い付けたり[1-2]，王様が家来の鼻を切り取って自分に用いたりする話も伝わっている[1-3]．

インドでは耳介の一部を失ったカースト最上位のバラモンが最下層のシュードラの耳を切り取ることも当然とされたようである[1-2]．

我が国でも兄弟間の皮膚移植の記録が残っている[3]．

植皮術を科学的にとらえた研究として，1804 年に Baronio が羊を用いた全層植皮の実験で，皮下脂肪が生着を阻害することを見出しているが[4]（図1），Reverdin の臨床例までには半世紀以上の年月を要した．

### ルベルダン植皮
### （ピンチグラフト，切り貼り植皮）

1868 年の 11 月から 12 月にかけて Reverdin による遊離植皮術が成功し，翌1869 年に発表された[2]．

生着しやすい分層植皮が最初に成功したことは自然であるが，極めて薄く小さなピンチグラフトであった．

左前腕の外傷後皮膚欠損部に，右前腕からランセットで採取され僅かに真皮を含んだ 1 mm² の皮膚片とさらに小さなものが移植され，3 日後に 3～4 mm² のものも追加されて生着し，それらが癒合，拡大している．

画期的な報告ではあるが，瘢痕治癒と大差がないこの原法に対して，1914 年に Davis は，より大きく，また厚い真皮を含むに全層に近いピンチグラフトを「small deep graft」として行ったが，恵皮部の瘢痕はより目立つこととなった[5]（図2）．

### ティールシュ植皮
### （Ollier-Thiersch graft）

Reverdin の発表から間もない 1872 年に，Ollier は植皮片の中央部分は全層皮膚に近く，辺縁は薄い分層皮膚で瘢痕を置換するシートグラフトを行い[6]，全層植皮と分層植皮の両方のさきがけとなった．

Ollier に続いて，Carl Thiersch も 1874 年に全層植皮を報告しているが[7]，現在でも頻用される薄い分層植皮に関しては，1886 年にある程度の面積の皮膚が剃刀を用いて採取して移植できることを示し，1888 年に臨床例を報告した．

剃刀による薄い分層植皮は「ティールシュ植皮」として現在も頻用されている．

### 全層植皮

Krause は 1893 年に皮下脂肪を除去した全層植

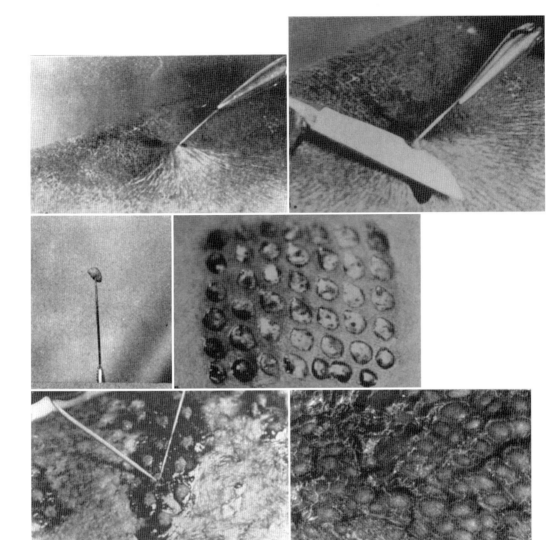

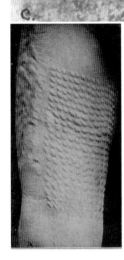

| a | b |
|---|---|
| c | d |
| e | f |
| g | |

図 2.
Davis による厚目のピンチグラフト
 a：ランセットによる皮膚の牽引
 b：メスによる採取
 c：採取されたピンチグラフト
 d：採皮部
 e：潰瘍部への移植
 f：治癒後の移植部位
 g：採取部の瘢痕
（文献5より引用）

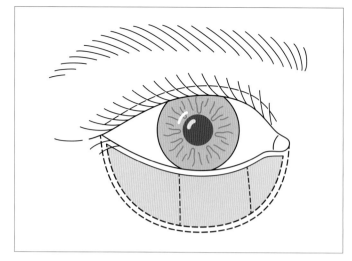

図 3.
Wolfe による下眼瞼に対する全層
植皮
(文献 10 より改変引用)

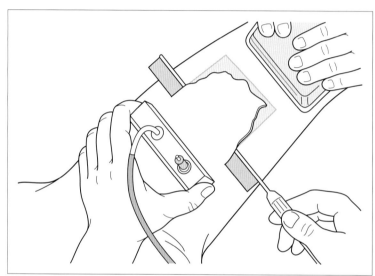

図 4.
採皮刀と吸引箱による中間層分層
皮膚の採取
(文献 11 より改変引用)

皮の術式を発表し[8],「クラウゼ氏式」は全層植皮の代名詞となった. 紡錘形の採皮や丁寧に止血するなどの wound bed preparation にも言及している[8].

また, Krause の方法は, 1977 年に塚田が発表し「塚田式植皮」として知られる含皮下血管網全層植皮 (preserved subcutaneous vascular network；PSVN) と同様に真皮下の結合組織を薄く残している[8)9].

実は, これに先立って, ルベルダン植皮とほぼ同時期の 1875 年に Wolfe が前腕から下眼瞼への皮下脂肪を除いた全層植皮を発表している[10] (図3).

## 分層植皮とデルマトーム

現在行われているような分層植皮は, 1927 年に Kirschner が教科書で中間分層植皮を記載しており, 1929 年の Blair と Brown の発表では採皮刀を用いて分層皮膚を採取している[11] (図4).

分層皮膚の採皮には, 最初は剃刀 (カミソリ) が用いられていたが, 1920 年代に Humby が開発した Humby knife はローラー付きのフリーハンド型植皮刀で[1-4], A&H フリーハンドデルマトームのような改良型が現在も使用されている.

Padgett は技術者の Hood の協力を得て, Padgett-Hood のドラム型デルマトームを開発し 1939 年に発表した[12]. Resse は 1946 年にその改良型を考案している.

我が国でも藤本が Padgett と同時期にデルマトームを開発し, 世界初として後日報告している.

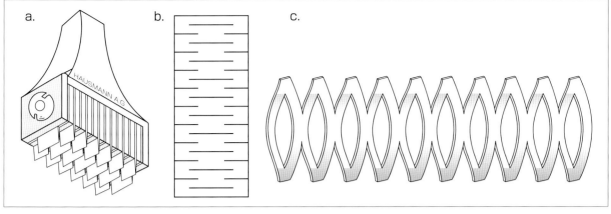

図 5. Lanz による押し型器を用いた網状植皮

(文献 15 より改変引用)

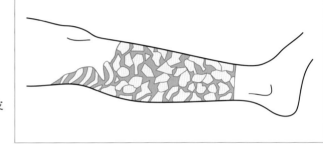

図 6.
肉芽組織へのパッチ植皮
(文献 17 より改変引用)

1948 年に Barker がドラムへの接着ではなく陰圧で吸引箱に吸着させて採皮する吸引型のデルマトームを発表したが, 取り扱いが難しく普及はしなかった.

バリカン型の電動デルマトームは 1948 年に Brown が発表し[13], 現在は複数の会社から発売されている.

### パッチ状植皮, 切手状植皮, 網状植皮

限られた量の皮膚で広い創面を覆う方法は, ピンチグラフトであるルベルダン植皮や Davis の small deep graft が原型であるが, 1930 年に Douglas は全層植皮の生着率の向上と採皮部の上皮化促進のためにあらかじめデルマパンチで穴をあけた皮膚を採取し sieve graft (篩型植皮) として発表しているが, 手間がかかるため普及せず, 1937 年の Dragatedt の発表では採取した全層皮膚に切れ目を入れて引き延ばしている.

分層皮膚については 1964 年の Tanner と Vandeput によるメッシュデルマトームの開発から網状 (メッシュ) 植皮が広く行われるようになったが[14], 押し型器で切れ目を入れる網状植皮の原型は 1908 年に既に Lanz よって報告されている[15] (図 5).

我が国でも, 1966 年に諸富らが Tanner らと同様の皮膚網状裁断機を考案している.

1946 年に Webster が早期の創治癒のための temporary graft として[16], 1953 年に Lewis が条件の悪い移植床にも生着する植皮として[17] (図 6),「patch graft」の有用性を指摘している.

1958 年に Meek が発表した分層皮膚をカッターで裁断した四角い小皮片を創面に分散させる「Postage stamp graft」は「MEEK 式植皮」として知られる[18]. 手間がかかるため当時は普及しなかったが, 1993 年に Kreis があらかじめ細かい襞を縦横に作成したガーゼに乗せて広げる方法を考

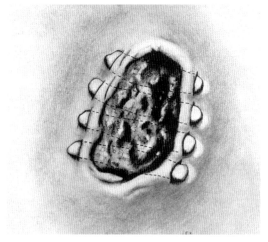

図 7. 皮下に埋入されたトンネル式植皮
（文献 21 より引用）

案して用いられるようになった[19].

## 特殊な植皮術

植皮の採取方法や固定方法には様々な工夫が凝らされ，治療成績の向上が目指されてきた.

### 1．トンネル型植皮

1922 年に Keller の助手であった Parce が，植皮片を皮下に埋没させて固定を図るトンネル型植皮を発表し[20]，1930 年に，Keller 自身によって術式の詳細と 10 年間の成績が報告された[21]（図 7）.

「Keller 氏トンネル式皮膚移植術」とも呼ばれたこの方法は，タイオーバーが一般化する以前の植皮片固定法の工夫であった.

### 2．Inlay graft

Epithelial inlay graft，内面植皮，内張り植皮などとも呼ばれる方法で，結膜嚢（義眼床），腟，口腔前庭（vestibular sulcus），尿道など，陥凹や内腔を持つ構造の再建にあたり，鋳型を作る原型（雄型）にあたるプロテーゼを表皮側を内側にした皮膚で包んで移植する方法である[22]（図 8）.

インレイの一部が露出したものは outlay graft と呼ばれる[22].

### 3．Over grafting

1956 年に Hynes が発表した方法は，凹凸のある瘢痕や表皮に限局した母斑・腫瘍，真皮中層ま

での刺青などに対して，真皮の表層のみを削除して中間層植皮を行うものである[23]（図 9）.

大森の発表した「special skin graft」は，手技そのものは over grafting と同じであるが，瘢痕や採皮創を目立たなくするという整容的な目的をもって行われている[22].

### 4．瘢痕皮片植皮

1968 年に鬼塚が発表した「瘢痕皮片植皮法」も一種の over grafting である.

いわゆる「戻し植皮」として，切除された瘢痕を薄目分層植皮として分層植皮の恵皮部に移植して，瘢痕化の防止が試みられた[24].

### 5．オーバーラップ（overlap）植皮法

冨士森は，弯曲のある部分の植皮において，皮膚に余裕を持たせるために，移植部の近傍の皮膚縁を縫合して埋入し，その上に植皮する方法を考案している[25].

### 6．耳介皮膚移植

細川は，下床からの血行に依存しない耳介皮膚が，下床からの血流が期待できない部位においても辺縁からの血流のみで生着することを報告している[26].

## まとめ

形成外科の重要な基本手技である植皮の歴史を，手術手技や機器の開発を中心に述べた.

不可能と考えられていた遊離植皮の生着から，多彩な手技や機器が考案されて現在に至っているが，予想もしない結果が得られたこともあり，古くて新しいこの分野は今後も発展が続くであろう.

### 参考文献

1）倉田喜一郎：植皮の歴史．克誠堂出版，1986.
　1-1）24 章　不思議な古代インド式遊離植皮.
　　　p260-272.
　1-2）16 章　遊離植皮の歴史は再接着から始まる.
　　　p184-190.
　1-3）17 章　同種植皮の夢は現在も続いている.
　　　p191-199.
　1-4）22 章　デルマトームの発明．p238-252.

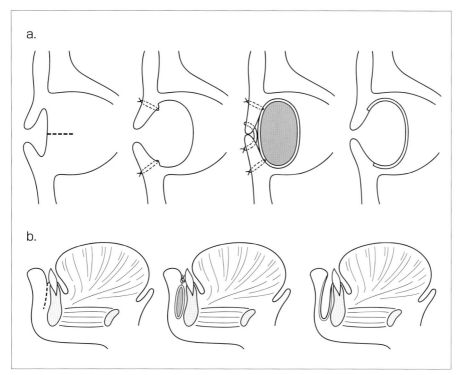

図 8. 義眼床(a), 口腔前庭(b)の再建に用いられる epithelial inlay graft

（文献 22 より改変引用）

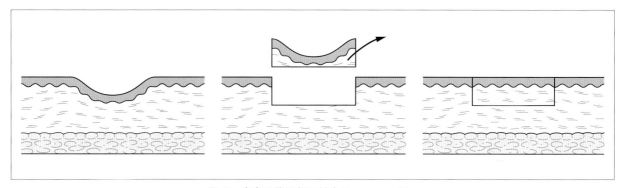

図 9. 皮膚の陥凹部に対する over grafting

（文献 22 より改変引用）

Summary　植皮術や皮弁の歴史が詳細に書かれた名著である. 既に絶版となったのは残念であるが, 図書館や個人の蔵書を読んでほしい.

2) Reverdin, J. L. : Greffe épidermique. Expérience faite dans le service de M. le Docteur Guyon, à l'Hôpital Necker. Bull Soc Imp Chir Paris. **10**：511-515, 1869.(English translation in Plast Reconstr Surg. **41**：79-81, 1968.)
Summary　植皮のパイオニアがヒトの臨床例での成功を報告した世界初の論文である. 翌年には同種移植も報告している.

3) 松井瑞子：植皮事始め(第 1 報)ヤングハンスとその時代. 形成外科. **39**：419-423, 1996.

4) Baronio, G. : Degli Innesti Animali. Stamperia e Fonderia del Genio, Milano, 1804.(ON GRAFTING IN ANIMALS. Translated by Joan Bond Sax. The Boston Medical Library, Boston, 1985.)
Summary　歴史的な全層植皮の動物実験を収めた書籍である.

5) Davis J. S. : The use of small deep skin grafts.

JAMA. **19**：985-989, 1914.

6）Ollier, L. X. E. L.：Greffes cutanées ou autoplastiques. Bulletin de L'Académie de Médecine. Paris. **1**：243-250, 1872.

7）Thiersch, C.：Ueber die feineren anatomischen Veränderungen bei Aufheilung von Haut auf Granulationen. Verhandl d Deutsch Ges F Chir. Berlin. **3**：69-75, 1874.
Summary　実用的な薄い分層植皮の初めての報告であるが，切断術が予定されていた下肢に行った植皮と移植床の組織学的検討もされている.

8）Krause, F.：Uber die transplantation grosser ungestielter hautlappen. Verhandl D Deutsch Ges F Chir. Berlin. **22**：46, 1893.

9）塚田貞夫，岩泉九二夫：含皮下血管網遊離全層植皮法. 外科診療. **19**：1184-1185, 1977.

10）Wolfe, J. R.：A new method of performing plastic operations. Br Med J. **18**：360-361, 1875.

11）Blair, V. P., Brown, J. B.：The use and uses of large split skin grafts of intermediate thickness. Surg Gynecol Obstet. **49**：82-97, 1929.

12）Padgett, E. C.：Calibrated intermediate skin grafts. Surg Gynecol Obstet.：1939.（reprint in Plast Reconstr Surg. **39**：195-209, 1967.）

13）Brown, H. M.：A motor driven dermatome. Ind Med Surg. **17**：46, 1948.

14）Tanner J. C. Jr., Vandeput J., et al.：The mesh skin graft. Plast Reconstr Surg. **34**：287-292, 1964.

15）Lanz, O.：Die transplantation betreffend. Zentralblat fur Chirurgie. **35**：3, 1908.（English translation in Plast Reconstr Surg. **50**：395-396, 1972.）
Summary　切込みを入れて植皮片を拡大したメッシュグラフトの原型の報告である.

16）Webster, G. V., et al.：Skin grafting the burned dorsum of the hand. Ann Surg. **124**：449-462, 1946.

17）Lewis, G. K.：the use of the patch graft in extensive skin loss. Plast Reconstr Surg. **12**：116-122, 1953.

18）Meek, C. P.：Successful microdermagrafting using the Meek-Wall microdermatome. Am J Surg. **96**：557-558, 1958.

19）Kreis, R. W., et al.：Widely expanded postage stamp skin grafts using a modified Meek technique in combination with an allograft overlay. Burns. **19**：142-145, 1993.

20）Parce, A. D.：An improved method of skin-grafting. Ann Surg. **75**：658-662, 1922.

21）Keller, W. L.：Ten years of the tunnel skin graft. Ann Surg. **91**：924-936, 1930.
Summary　現在のタイオーバー法に代わるユニークなトンネル型植皮を紹介している.

22）倉田喜一郎：遊離植皮術：ⅩⅦ　特殊な遊離植皮 p121-129，克誠堂出版，1973.
Summary　「植皮の歴史」の著者が，植皮術に用いられる各種の器械や種々の手技について，多数のイラストを付して解説している書籍である. こちらも絶版ではあるが，図書館や個人の蔵書を当たってほしい.

23）Hynes, W.：The treatment of pigmented moles by shaving and skin graft. Br J Plast Surg. **9**：47-51, 1956.

24）鬼塚卓弥：瘢痕皮片植皮法. 手術 **23**：579-585, 1969.

25）冨士森良輔：移植部の作図と移植皮膚の固定. 図説臨床形成外科講座 2　形成外科の基本手技. 塚田貞夫ほか編. 56-57, メジカルビュー社, 1987.

26）細川　亙：私の手術と合併症回避のコツ　耳介からの遊離複合組織移植（composite graft）を用いた手術. 形成外科. **51**：439-445, 2008.
Summary　辺縁からの血流で生着するという耳介の皮膚の特殊性を述べている.

PEPARS No.205：9-14, 2024

◆特集／植皮のすべて，教えます

# 植皮の生着過程

樫村　勉[*1]　副島一孝[*2]

**Key Words**：植皮術(skin graft)，血清浸漬期(serum imbibition)，血行再開期(revascularization)，塩基性線維芽細胞成長因子(bFGF：basic fibroblast growth factor)，脱分化脂肪細胞(DFAT)

**Abstract**　植皮は，古くから行われており様々な形態や人工真皮の併用などの発展を遂げ，現在でも形成外科医にとって必要不可欠な手術手技である．植皮の生着過程については，これまでに多くの検討が行われてきた．一般的に，移植床に置かれ血流が途絶した植皮片は血清浸漬期と血行再開期を経て1週間程度で生着に至ることが知られている．しかしながら，これらの機序の一部については現在でも解明に至っていない．植皮の生着過程について理解することは，生着に必要な要件や禁忌についての理解を深め生着促進を目的とした手技の改善の手がかりを示すものである．植皮の生着過程の解明から良好な生着を得るため適応や手技が確立されてきた側面も持つ．さらに，我々は植皮片への血行再開を促進するため，植皮とbFGFや培養細胞の併用について検討を行ってきた．本稿では，植皮の生着過程から生着の要件と阻害因子ならびに我々の生着促進の工夫について詳述する．

## はじめに

　形成外科医が頻用する皮膚欠損創への組織移植の方法の1つに植皮がある．その起源については，現在でも議論の余地が残っているが皮弁と同様に紀元前のインドにおける鼻の再建が始まりとされている[1]．学術的には，19世紀中頃より報告が見られ始めた．Reverdinは，1869年に腕の皮膚欠損に対する1〜4 mm大の分層植皮の経過を報告し植皮の父とされており，Wolfeは1875年に下眼瞼外反に対する前腕からの全層植皮を報告している[1]．これまでに植皮術の発展とともに植皮片の生着過程についても詳細に検討されてきた．植皮の生着過程を理解することは，植皮の適応や禁忌さらには生着促進のための手がかりを得ることになり，植皮のすべてを知る一端を担う．本稿では，自家植皮の生着過程から生着の要件と阻害因子・生着促進の工夫について我々の基礎研究成果と文献的考察を加え詳述する．

## 植皮の生着過程

　植皮とは，表皮層と真皮層を含む植皮片を移植床に静置し創面の閉鎖を図る手術手技である．植皮片は，採取後に手術時間を超えて一時的に血流が途絶することとなる．日にち単位で血流が途絶することが皮弁の生着過程と大きく異なる点である．植皮片が生着するためには，植皮片の変性が不可逆的になる前に血行再開に至る必要がある．すなわち，植皮の生着過程は，血流の途絶した植皮片への血行再開の過程とも言える．植皮の生着過程については，19世紀末から様々な検討が行われてきた．一般的に，植皮片は移植床からの組織液の浸透により栄養の補給を受け，やがて移植床

*1 Tsutomu KASHIMURA, 〒173-8610　東京都板橋区大谷口上町 30-1　日本大学医学部形成外科学系形成外科学分野，准教授
*2 Kazutaka SOEJIMA, 同，教授

からの血液供給を受けるようになる．すなわち，植皮片は ① 血清浸漬期（serum imbibition）と ② 血行再開期（revascularization）の過程を経て生着する．

### 1．血清浸漬期（serum imbibition）（図1-a）

血清浸漬期（serum imbibition）は，概ね移植後48時間までの期間である．Hynes らは，移植初期の植皮片の動態につき詳細に検討しており，採取された植皮片内では血管が攣縮し血液の大部分が放出された後に，酸素欠乏と交感神経の脱失により再度血管が拡張するとしている[2]．移植床においては，血球を含んだ血漿（plasma）が滲出液として貯留しており，血液を失った植皮片が移植床に静置されると，血漿の中の fibrinogen が fibrin として析出し植皮片と移植床が接着する．その後，移植片の拡張した血管内に，fibrinogen を消費した血漿すなわち血清（serum）が毛細管現象により吸引される．Converse は，ウサギの植皮片を鶏の卵膜の上に静置し，移植片の重量が経時的に増加し[3]，その後の追試で，植皮の血行再開後に重量が減少することを報告している[4]．すなわち，血清は移植片内を循環しているわけではなく，一方通行的に移植片内に吸収されており，血行再開後にドレナージされることが示されている．植皮の生着過程の早期では，植皮片は血清が循環しているわけではなく浸漬していると言える．そのため血清の役割は，植皮片への栄養供給ではなく保湿と血管の開存が主な役目とされていた．一方で，Maeda らは血液による栄養供給を受ける筋皮弁と血液からの栄養供給を受けない植皮について術後のそれぞれの細胞周期を評価することで組織の活性を比較した[5]．その結果，ラットの術後11日目で植皮術も筋皮弁と同等の活性を認め皮膚付属器を含めた構造の変性がなく，植皮片に吸収された血清による栄養補給の可能性が示唆されている．しかしながら，臨床経験から熱傷後瘢痕拘縮などにおいて全層植皮に対する皮弁の優位性が知られており，ヒトの長期経過では，移植組織により差が生じている可能性がある．このように，血清浸漬期の血清の役割については議論が続いている．

### 2．血行再開期（revascularization）

血行の再開時期に関しては，一般的には植皮後2〜3日から始まるとされている．血行再開の機序は，大きく3通りの説がある．①：移植片と移植床の血管が直接連結し吻合する（inosculation），②：新生血管が移植床から植皮片内の真皮内に侵入する（vascular ingrowth），③：① と ② の機序が混在する．近年では，③ の説が最も有力とされている．

最近20年でも植皮片の血行再開の機序について引き続き多くの検討が行われている．しかしながら，血行再開について，それぞれの機序の時期や割合などの詳細についてはコンセンサスが得られていないのが現状である．O'Ceallaigh らは，CD31 とフルオレセインの二重染色により移植後2〜2.5日で移植床と植皮片の中央部分において多く血管が吻合（inosculation）することを報告している[6]．この吻合は，移植床の血管が fibrin を足場にして伸長し植皮片の血管との間に形成される．また，生着後の植皮片の血管の由来についても見解が分かれている．Capla らは，野生型マウスと lacZ トランスジェニックマウスの交換植皮では，吻合（inosculation）により血行が再開し7〜14日程度で植皮片の血管が移植床の新生血管に置換されていくと報告している[7]．一方で川添らは，GFP トランスジェニックラットの植皮片を免疫不全のマウスに移植し，植皮前と植皮後1か月で植皮片の血管の形態に変化がないことから，植皮の生着が良好である場合には血管吻合（inosculation）が血行再開の主たる機序であり植皮片内の血管は生着後にも残るとしている[8]．また，Calcagni らは，野生型マウスとGFPトランスジェニックマウスの交換植皮で術後2日目までに移植床からの新生血管（vascular ingrowth）の侵入を認め術後3〜8日目までに植皮片に由来する血管と移植床の新生血管が混在した血管の増加を認めることを報告している．最近では Abdelhakim らが，Flt1-

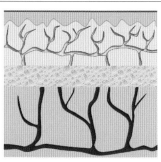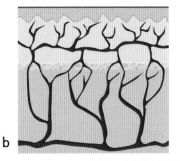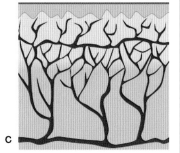

植皮片

フィブリン

移植床

a  b  c

**図 1. 植皮の生着過程**

a：血清浸漬期(serum imbibition)

b：血行再開期(revascularization)のうち，植皮片と移植床の血管吻合(inoscula-
tion)による血行再開

c：血行再開期(revascularization)のうち，移植床からの新生血管(vascular
ingrowth)による血行再開

tdsRed BAC トランスジェニックマウスを用い
て，術後 3 日目より移植床からの新生血管(vascu-
lar ingrowth)が観察され術後 9 日目にピークへと
至り，皮膚欠損から植皮片の側面からの血管新生
は乏しく皮膚欠損の底面となる移植床からの血管
新生が重要であることを報告している[9)].

　これらの報告をまとめると，植皮後初期に植皮
片と移植床の間の fibrin の層を介して血管同士が
吻合(inosculation)し，続いて移植床から植皮片
へと新生血管が侵入(vascular ingrowth)し植皮
片の血行が安定すると考えられる(図 1-b, c).

　また，最近では，従来品よりもコラーゲンスポ
ンジ層を 1 mm 程度に薄くしたインテグラ® thin
(Integra Life Science 社製)が本邦においても使
用できるようになった. 2~3 週間の待機期間を要
することなく植皮術を同時に行うことが可能と
なった. 通常の植皮術と大きく異なる点は，植皮
片と移植床に薄い人工真皮が介在することであ
る. 新生血管の伸長する速度は 0.5 mm/1 日とさ
れており[10)]，1 mm 程度の人工真皮であれば植皮
片が不可逆的な変性へと陥る前に人工真皮を真皮
様組織へと置換すると同時に植皮片への血液供給
が可能であることが示唆される. このように，植
皮の生着過程の機序は植皮片や移植床の状態およ
び周囲の環境により流動的に変化するものと考え
られる.

　血行再開期には植皮片の血流再開に並行して移

植床と植皮片のより強固な接着が形成される.
Fibrin により接着していた部位に，縫合創など一次
治癒と同様の機序により線維芽細胞や炎症性細胞
が浸潤しコラーゲンが生成され成熟することで強
固な接着となり血行再開と合わせて生着へと至る.

## 植皮の生着の要件

　植皮の生着過程から生着の要件についての理解
を深めることができる. 前述の通り，植皮の生着
のためには移植床に存在する血管からの血行再開
が不可欠な要素である. したがって，移植床が血
管を含んだ血流を有する創傷であることが最も重
要な要件となる. すなわち，移植床が無血管野で
ある骨皮質，軟骨皮質，腱の表層には植皮は生着
しない. 一方で，血流を有する骨膜，軟骨膜，腱
膜が残存していれば植皮は生着する. また，壊死
組織や人工物の表層にも植皮は生着しない. 大血
管や神経や臓器が露出した場合など外的な刺激に
脆弱な部位や保護すべき部位は，植皮は生着して
も皮弁での再建が望ましい. 例外的に移植床が無
血管野であっても，小範囲であれば bridging phe-
nomenon により植皮が生着することが知られて
いる[11)]. Bridging phenomenon は，血流のない組
織を取り囲むように植皮片の血行が再開し生着す
ることにより，無血管野の表層にも皮膚が生着す
る現象であり，分層植皮術よりも全層植皮術にお
いて生じやすいとされている.

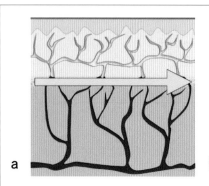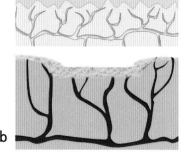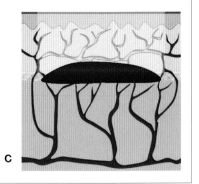

図 2. 植皮の生着の阻害因子
a：ズレにより，吻合や新生血管が損傷される．
b：浮きにより，吻合や新生血管による血行再開が阻害される．
c：血腫により，吻合や新生血管による血行再開が阻害される．

## 植皮の生着の阻害因子

　植皮の生着の要件から，阻害因子を抽出することでこれらの対策法が確立してきた．植皮片の「ズレ」は，血行再開を阻害する主な原因の1つである（図 2-a）．植皮片のわずかなズレは，微細な吻合血管や新生血管を損傷し植皮の生着を阻害する．部位によっては，術後にシーネなどを用いた固定が行われる．また，植皮片の「浮き」は，植皮片と移植床の間に空間を生じ吻合や新生血管の成長を阻むものとなる（図 2-b）．植皮片と移植床の間の血腫も空間と同様に物理的に血行再開を阻むものである（図 2-c）．血腫の予防のため，移植床の十分な止血に加え，シート状の植皮片に小孔をあけることや網状植皮を行うことでドレナージを図るなどの対策が行われる．Tie-over dressingで局所をガーゼで圧迫することにより，ズレ，浮き，出血の包括的な予防が行われる．しかしながら，過圧迫は移植床の血流障害と植皮の脱落を招来することになるため注意が必要である．また，血行再開を阻害する因子のほかに，植皮片そのものへの障害として細菌感染による植皮片の融解が挙げられる．

## 生着促進の工夫

　我々は，植皮の生着過程のうち血管新生（vas-cular ingrowth）に着目し，bFGF 製剤と細胞治療による植皮片への血管新生の促進について検討を行ってきた．

### 1．bFGF 製剤の併用

　塩基性線維芽細胞増殖因子（basic fibroblast growth factor；bFGF）は，線維芽細胞増殖，血管新生，表皮細胞増殖遊走，瘢痕形成抑制などの作用を有し，難治性皮膚潰瘍や熱傷治療に応用されている．植皮の移植床形成においては，血管新生が促進され豊富な血流を持つ条件のよい肉芽組織を形成する wound bed preparation が一般的に行われている．我々は，移植床から植皮片への血管新生の促進の目的で移植時の bFGF 投与について検討を行ってきた[12]．8週齢の SD 系ラットの背部の全層皮膚を 1×1 cm の大きさで切除し，植皮片として採取部に縫着した（図 3-a）．対照群と縫着部の移植床に bFGF を 30 $\mu$g/cm$^2$ 投与する治療群を作成した．術後 2 日目に体循環に墨汁を注入し組織検体を採取し植皮部の血管形態を確認したところ，対照群と比較して bFGF 治療群で，有意に植皮片内の真皮深層に血流を有する新生血管の萌出の促進が観察できた（図 3-b）．

### 2．培養細胞の併用

　本学では，多分化能と種々の液性因子を分泌する能力を持つ脂肪由来の間葉系幹細胞と類似する脱分化脂肪細胞（dedifferentiated fat cell；

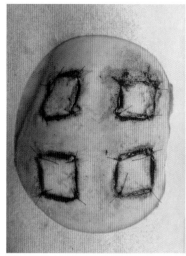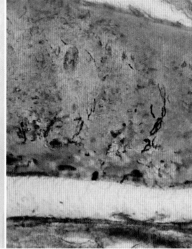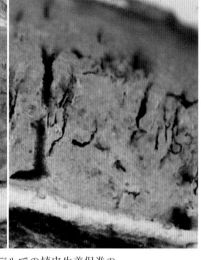

a｜b｜c  **図 3.** bFGF 製剤と DFAT によるラット全層皮膚欠損モデルでの植皮生着促進の
　　　　　検討
　　　　　a：ラットの背部から全層皮膚を採取し，植皮片として元に戻し縫着した．
　　　　　b：bFGF 治療群の植皮後 2 日目の墨汁染色(40 倍)で真皮深層の血行再開を認め
　　　　　　た．
　　　　　c：bFGF と DFAT の併用群の植皮後 2 日目の墨汁染色(40 倍)で真皮全層まで
　　　　　　血行再開を認めた．

DFAT)を調整する培養方法を確立した．DFAT
は，成熟脂肪細胞を天井培養することで得られ，
血管への分化や血管増殖因子を分泌し強い血管新
生作用を有することが明らかになっている[13]．
我々は，前述のラットの背部の植皮モデルを用い
て，DFAT$(1×10^6 cells/cm^2)$と bFGF$(30 \mu g/cm^2)$
の併用による植皮片への血管新生の促進作用につ
いても検討を行った[12]．その結果，術後 2 日目に
DFAT と bFGF の併用群において，植皮片内の真
皮の浅層まで血流を有する血管の増加を認めた
(図 3-c)．bFGF 単独の投与では，植皮片内の真
皮の深層まで血管の侵入が促進されたが，DFAT
と bFGF の併用では相乗効果により血管新生がさ
らに促進され早期に真皮浅層まで侵入することが
示唆された．
　これらの血管新生の促進の試みは，条件の悪い
移植床での植皮生着の促進，通常の厚さの人工真
皮での同時植皮の生着，術後の創部の固定期間短
縮による拘縮予防などこれまでの植皮の適応や術
式を発展し得るものである．

## まとめ

　植皮の生着過程を通じて生着の要件と阻害因子
ならびに生着促進の工夫について示した．前述の
通り，植皮は長い歴史を持つ．その中で，Koch は
1941 年に植皮の生着の要件として，① 良好な肉
芽の移植床，② 移植床と植皮片の密着，③ ズレの
予防，などを挙げている．その後に行われてきた
植皮の生着過程の解明は，これらの要件を理論的
に裏付し手技の確立や発展へと繋がるものであっ
た．植皮の生着過程については，現在でも継続し
て研究が行われているが未だ未解明な点も多い．
これらの機序の解明は，今後も臨床における問題
点を解決し治療成績の向上や新しい手技の開発に
寄与するものと考えられる．

### 参考文献

1) Ang G. C.：History of skin transplantation. Clin
　Dermatol. **23**：320-324, 2005.
　Summary　皮弁や植皮の歴史についてわかりや
　すくまとめられた review である．

2) Hynes, W. : The early circulation in skin grafts with a consideration of methods to encourage their survival. Br J Plast Surg. **6** : 257-263, 1954.
Summary 植皮片の早期の血流変化をまとめた論文である.

3) Converse, J. M., et al. : A study of viable and non-viable skin grafts transplanted to the chorio-allantoic membrane of the chick embryo. Trans Bull. **5** : 108-120, 1958.
Summary 植皮片の重量から血清の動態を検討した研究である.

4) Converse, J. M., et al. : Vascularization of split-thickness skin autografts in the rat. Transplantation. **3** : 22-27, 1965.
Summary 上記論文の追試で生着後まで重量を検討した研究である.

5) Maeda, M., et al. : The role of serum imbibition for skin grafts. Plast Reconstr Surg. **104** : 2100-2107, 1999.
Summary 皮弁と植皮の組織活性ならびに組織形態を比較し, 血清の植皮片への栄養を評価した研究である.

6) O'Ceallaigh, S., et al. : Quantification of total and perfused blood vessels in murine skin autografts using a fluorescent double-labeling technique. Plast Reconstr Surg. **117** : 140-151, 2006.
Summary 植皮の生着過程における inosculation と vascular ingrowth について検討し, 移植後早期は, inosculation が優位であることを示した研究である.

7) Capla, J. M., et al. : Skin graft vascularization involves precisely regulated regression and replacement of endothelial cells through both angiogenesis and vasculogenesis. Plast Reconstr Surg. **117** : 836-844, 2006.

Summary 植皮片の血管は, 移植床から新生血管により置換されていくことを示した研究である.

8) 川添 剛, 鈴木茂彦:【血管新生と創傷治癒】植皮と血管新生・血管吻合 これまでのあゆみ, 現状, 今後の展望. 医学のあゆみ. **219**:503-506, 2006.
Summary 植皮の生着過程における血管新生について総論的な論述と植皮片の血管は, 生着後も形態に変化がない研究結果を示した論文である.

9) Abdelhakim, M., et al. : A new model for specific visualization of skin graft neoangiogenesis using Flt1-tdsRed BAC transgenic mice. Plast Reconstr Surg. **148** : 89-99, 2021.
Summary 植皮の生着過程における血管新生についての新しい研究論文である.

10) Johnston, S.A., Tobias, K.M. : Skin grafts. Veterinary Surgery : Small Animal Expert Consult 2nd ed. Elsevier, 2012.

11) van Wingerden, J. J., et al. : Bridging phenomenon—Simplifying complex ear reconstructions. Head Neck. **36** : 735-738, 2014.
Summary 植皮の Bridging phenomenon について主に耳介軟骨の露出例を検討した論文である.

12) Asami, T., et al. : Effects of combination therapy using basic fibroblast growth factor and mature adipocyte-derived dedifferentiated fat(DFAT) cells on skin graft revascularisation. J Plast Surg Hand Surg. **49**(4) : 229-233, 2015.
Summary bFGF と DFAT による植皮の生着促進に関する研究である.

13) Matsumoto, T., et al. : Mature adipocyte-derived dedifferentiated fat cells exhibit multilineage potential. J Cell Physiol. **215** : 210-222, 2008.
Summary DFAT の総論的な論文である.

PEPARS No.205：15-22, 2024

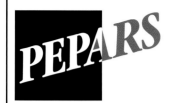

◆特集／植皮のすべて，教えます

# 植皮術のドレッシング・固定法・後療法

小川　令*

Key Words：タイオーバー固定法（tie-over dressing），ワイヤーフレーム外固定法（external wire frame fixation），バルキードレッシング（bulky dressing），陰圧閉鎖療法（negative pressure wound therapy），ポビドンヨード（povidone-iodine）

Abstract　　植皮術は確立された手術手技の 1 つである．移植床の血流，植皮片の適切な厚さや，適切な圧迫や固定といった条件が整っていれば完全に生着させ得るものであるが，感染を伴う血流の悪い慢性潰瘍部位への植皮などは，完全生着させるために工夫が必要となる．ガーゼによるタイオーバー固定法，ポビドンヨードタイオーバー，ワイヤーフレーム外固定法，包帯固定法，ネット包帯固定法，陰圧閉鎖療法による固定などを状況により適宜使い分けることが大切である．

## はじめに

　植皮術は確立された手術手技の 1 つである．移植床の血流，植皮片の適切な厚さや，適切な圧迫や固定といった条件が整っていれば完全に生着させ得るものであるが，感染を伴う血流の悪い慢性潰瘍部位への植皮などは，完全生着させるために工夫が必要となる．本論文では，植皮術のドレッシング・固定法・後療法の工夫について述べる．

## ガーゼによるタイオーバー固定法

　遊離植皮の開発競争は 1800 年代の後半であったが，スイス人の Reverdin，イギリス人の Lawson，フランス人の Ollier，イギリス人の Wolfe，ドイツ人の Krause，Thiersch らの報告が有名である[1]．全層植皮は，イギリス系の論文では Wolfe graft[2]，ドイツ系の論文では Krause graft[3]と呼ばれることが多く，分層植皮術は，Thiersch graft[4]と呼ばれていたが，これらの文献は，植皮の固定において圧迫については触れられておらず，ヨードホルムガーゼの包帯が用いられていたようである．

　ガーゼを重ねて植皮片を圧迫する古典的タイオーバー法がいつから開発されたかは定かではないが，1950 年の論文[5]には，植皮において圧迫が大切であることが記載されている．現在では，植皮片を生着させるには適正な圧が必要であり，

* Rei OGAWA, 〒113-8602　東京都文京区千駄木 1-1-5　日本医科大学形成外科，教授

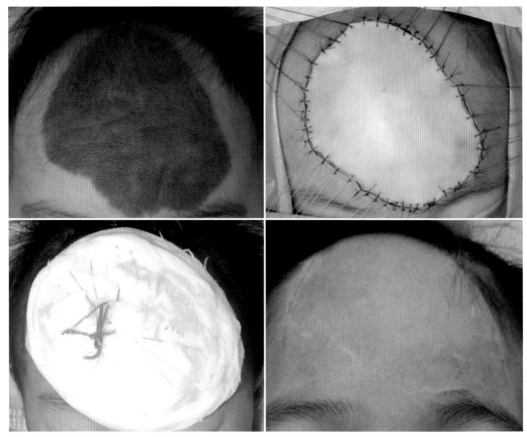

図 1. 先天性母斑に対する古典的タイオーバー法

a：術前
b：全層植皮貼付後
c：タイオーバー固定直後
d：術後 2 年

|a|b|
|---|---|
|c|d|

10〜20 mmHg 程度であると考えられている[6]．圧迫には植皮片と移植床をしっかりと密着させ，血管の再吻合を促す目的と，圧迫による止血作用・血腫形成予防の意味もある．

### 1．通常の方法

古典的タイオーバー法のコツは，植皮片に均等に圧がかかるように，十分な量のガーゼなどを植皮片の上に置き，糸でしっかりと圧をかけながら縛ることが大切である．我々は細かく刻んだガーゼ片を少しずつ植皮片の上に置き，4-0 や 5-0 程度のナイロンやポリエステルの編み糸を用いるようにしている（図 1）．糸の代わりにゴムバンドや輪ゴムを使う方法も報告されている[7)8)]．タイオーバー固定を解除する時に，植皮片とガーゼが固着しないように，植皮片の上に非固着性ガーゼやシリコーンメッシュなどを敷くことが望ましい．糸の代わりにステープラーを用いるアイデアも報告されている[9)10)]．

### 2．イソジン® タイオーバー

明らかな感染創に植皮をする際，ガーゼにポビドンヨード（イソジン®）を染みこませ，さらに植皮片にポビドンヨードゲルを塗布して植皮をすることができる（図 2）．患者によってはポビドンヨードに対するⅣ型アレルギーを有する場合があり（いわゆるイソジン® 焼けを起こす），あらかじめポビドンヨードに対するアレルギーの既往がな

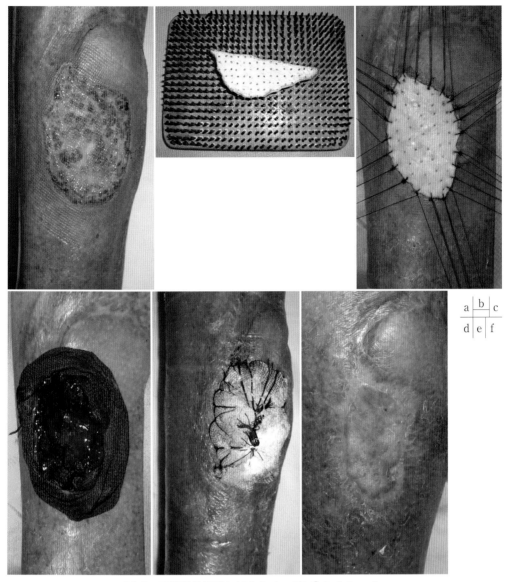

図 2. 下腿慢性潰瘍に対するイソジン® タイオーバー
　　a：術前
　　b：ドレナージ孔を開けた剣山
　　c：厚め分層植皮貼付後
　　d：イソジン® タイオーバー固定直後
　　e：タイオーバー除去時
　　f：術後 1 年

いかどうかを確認する必要がある．

　イソジン® タイオーバーの利点は，手術後に感染が増強した場合，滲出液の増加に伴い，ポビドンヨードが酸化して白色化することで，タイオーバーの色が白くなるため，タイオーバーを除去す

るタイミングを，色を見ながら計ることが可能な点である．

### 3．ワイヤーフレーム外固定法

　目や口や陰茎など，自由縁を有する可動部位に植皮をする場合，タイオーバー固定だけでは，可

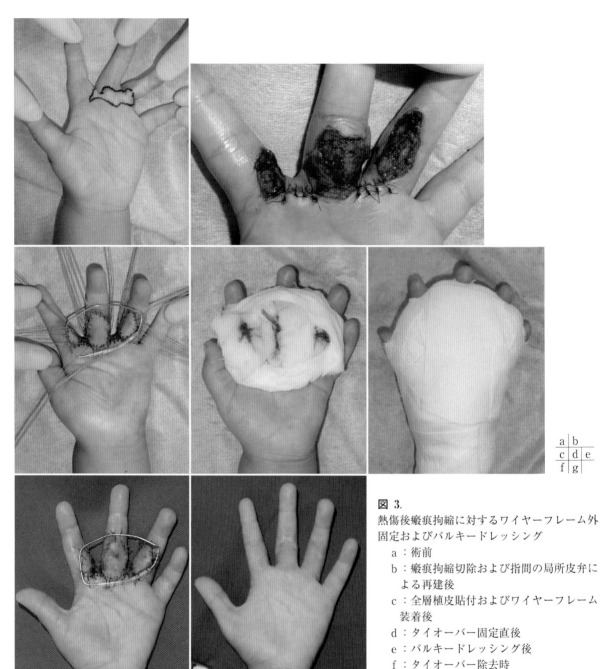

図 3.
熱傷後瘢痕拘縮に対するワイヤーフレーム外
固定およびバルキードレッシング
　　a：術前
　　b：瘢痕拘縮切除および指間の局所皮弁に
　　　　よる再建後
　　c：全層植皮貼付およびワイヤーフレーム
　　　　装着後
　　d：タイオーバー固定直後
　　e：バルキードレッシング後
　　f：タイオーバー除去時
　　g：術後2年

動部位の固定が難しいことがある．そのような際
に，キルシュナー鋼線を使って創の形あるいは創
より大きくフレームを作成し，植皮を固定する糸
で，植皮の周囲をワイヤーフレームで固定する方
法が可能である[11]（図3）．手指にも応用可能で，
ピンニングをせずに，植皮片と指関節を同時に固

定することが可能となり便利である[12]．手順は，
植皮片を糸で固定し，その糸でワイヤーフレーム
を固定，その後ガーゼをつめてタイオーバー固定
をする．

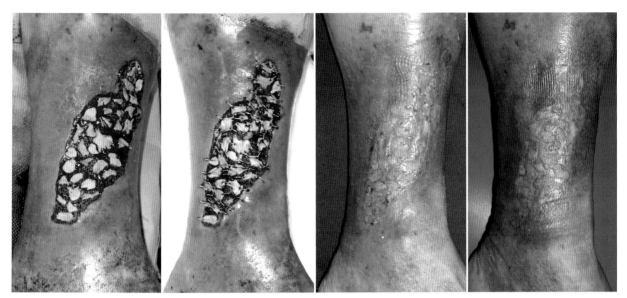

a | b | c | d

**図 4.** 下腿うっ帯性皮膚炎による慢性潰瘍に対する切手状植皮と包帯固定
　　　　a：切手状植皮貼付後
　　　　b：ステープラーによる切手状植皮固定後
　　　　c：包帯のみによる圧迫固定後 2 週
　　　　d：術後 6 か月

### 包帯による固定法

　遊離植皮が開発された当初から用いられていた方法であるが[1]，現在でも包帯が巻きやすい四肢や頭部などで特に有用な方法である．

#### 1．四肢における包帯固定

　四肢では，周径の1/2を越えるような植皮では，タイオーバー固定ではなく，包帯で直接圧迫して固定する方法が便利である（図4）．植皮部位のみを圧迫固定すると，四肢の末梢がうっ血することがあるので，末梢から包帯を巻いて固定することが大切である．特に，糸で確実に縫合できるシート植皮より，切手状植皮や網状植皮の場合に包帯固定は便利である．特に四肢でタイオーバー固定をすることで末梢の血流が悪くなりそうな虚血肢などで有用である．

#### 2．体幹における包帯固定

　創傷面積が大きい場合，植皮を貼付したのち，包帯の端をステープラーでとめ，植皮の辺縁で折り返しながら，押しつけながら，包帯で固定していく方法も可能である（図5）．熱傷など広範囲の

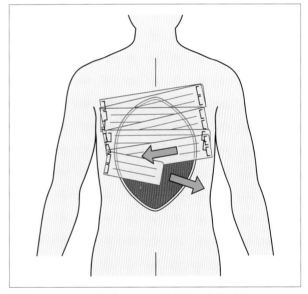

**図 5.** 体幹における植皮片の包帯固定

創傷に対し，手術時間を短くする必要がある場合によい．

#### 3．バルキードレッシング

　子供の手の植皮など，植皮片の上に圧迫となるガーゼを置き，その上から包帯で頑丈に固定することで，指が全く動かない状況を作成可能である

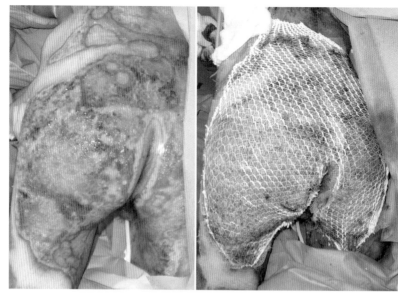

図 6. 殿部熱傷に対するメッシュ植皮およびネット包帯による固定
　a：デブリードマン直後
　b：メッシュ植皮貼付およびネット包帯による固定直後

（図 3）．指の植皮などでも，バルキードレッシングを併用することで，より確実な固定となる．

## ネット包帯による固定法

ネット包帯やメッシュ包帯を使用する方法である[13]．体幹など立体的局面の広範囲の植皮では，植皮片の上から，ネット包帯をステープラーで固定して，植皮片を固定することが可能である（図 6）．このネット包帯の上から，ガーゼを当て，テープなどで固定するとよい．

## 創傷被覆材などによる固定法

各種医療材料を用いて植皮片を固定する方法が報告されている．

### 1．ウレタンフォーム

レストン® などウレタンフォームによる固定はよく使われる[14]．細かい凹凸のない，比較的平坦な創に対して，ウレタンフォームは便利である（図 7）．ウレタンフォームはステープラーで固定すると早い．感染創などに対しては，ウレタンフォームにポビドンヨードを浸して用いることも可能である．細かい凹凸がある創に対しては，ま

ず非固着性ガーゼをしいて，その上にタイオーバーのガーゼをおいて凹凸を平坦化させ，さらにその上からウレタンフォームをあてて固定することも可能である．

その他，ラバーフォーム[15)16)]，ハイドロコロイド[17)]，シリコーンジェルシート[18)~20)]を使う方法も報告されている．シリコーンジェルシートは植皮片が透見できる一方，滲出液が貯溜しやすい欠点がある．

## 陰圧閉鎖療法による固定法

陰圧閉鎖療法（Negative Pressure Wound Therapy：NPWT）による植皮片の固定の報告は 2000 年前後より見られる[21)22)]．陰圧は通常の創傷に用いる設定より低めの 50〜75 mmHg 程度が生着によいとする論文が多く，130 症例の統計学的な検討においても，全層植皮・分層植皮問わず 100 mmHg 以下が適切であると報告されている[23)]．リンパ液や血液の漏出するような創や，広範囲の外傷に対する植皮などで有用である（図8）．

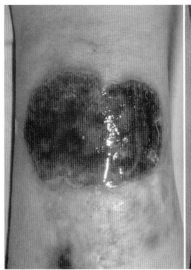 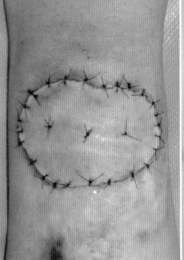 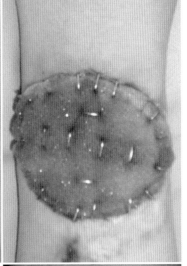

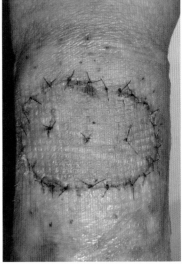

a|b|c
d

図 7.
前腕の熱傷後潰瘍に対する全層植皮およびレストン® による
固定
 a：デブリードマン直後
 b：植皮貼付後
 c：イソジンを浸したレストン® による固定後
 d：レストン® 除去後

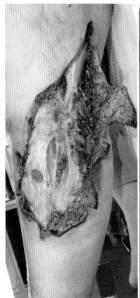 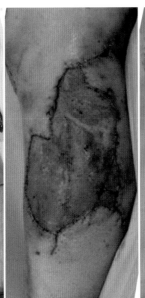 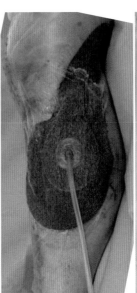 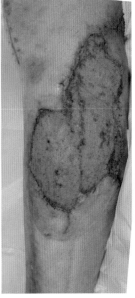

a|b|c|d  図 8．下腿壊死性筋膜炎に対する分層植皮と陰圧閉鎖療法による固定
   a：術前        b：分層植皮貼付後
  c．陰圧閉鎖療法のフォーム装着後  d：術後 3 週
      （日本医科大学形成外科　小野真平准教授　提供）

## まとめ

　植皮術の固定には種々の方法がある．植皮術は確立された方法であると過信することなく，症例ごとに植皮が完全生着しないリスクを検討し，生着率を100％に近づけるために，適切な固定法を行うことが大切である．

### 参考文献

1) 倉田喜一郎：植皮の歴史．克誠堂出版，1986.
2) Ceci, A.：On Transplantation of skin flaps from distant parts by Wolfe's（Glasgow）method. Br Med J. **1**(1633)：803-805, 1892.
3) Warbasse, J. P.：II. Krause on the transplantation of large skin flaps without a pedicle. Ann Surg. **18**(4)：450-453, 1893.
4) Husson, F. C.：Skin grafting according to Thiersch. Ann Surg. **9**(4)：290-293, 1889.
5) Lewis, E., et al.：A combined method, obtaining fixation and pressure in the operation of skin grafting. Br J Plast Surg. **3**(2)：77-81, 1950.
6) 桜井　淳ほか：植皮片の生着に及ぼすTie over法の圧の影響について．日形会誌．**4**：917-921, 1984.
7) Rees, T. D.：Use of rubber bands in tie-over dressings on the chest wall. Plast Reconstr Surg. **43**(6)：635-636, 1969.
8) Cheng, L. F., et al.：Experience with elastic rubber bands for the tie-over dressing in skin graft. Burns. **32**(2)：212-215, 2006.
9) Tolhurst, D. E., Huygen, R. E.："Tie-over sutures"fixed by staples. Br J Plast Surg. **39**(4)：565-566, 1986.
10) Kaplan, H. Y.：A quick stapler tie-over fixation for skin grafts. Ann Plast Surg. **22**(2)：173-174, 1989.
11) Yoshino, Y., et al.：An external wire frame fixation method of skin grafting for burn reconstruction. J Burn Care Res. **39**(1)：60-64, 2018.
12) Ogawa, R., et al.：Three-dimensional external wire frame fixation of digital skin graft. Plast Reconstr Surg. **119**(1)：440-442, 2007.
　Summary　指に対する植皮の際に，ピンニングをせず，非侵襲的に指関節と植皮片を同時に固定する方法の報告．
13) Park, S.：Mesh-over dressing：tie-over dressing without tie-over. Plast Reconstr Surg. **101**(6)：1746-1747, 1998.
14) Minami, R. T., et al.：A tie-over dressing, with polyurethane foam. Plast Reconstr Surg. **52**(6)：672, 1973.
15) Wexler, M. R., Neuman, Z.：Use of foam rubber sponge in tie-over dressings for skin grafting. Plast Reconstr Surg. **50**(3)：301, 1972.
16) Wolf, Y., et al.：Rubber foam and staples：do they secure skin grafts? A model analysis and proposal of pressure enhancement techniques. Ann Plast Surg. **40**(2)：149-155, 1998.
17) Di Benedetto, G., et al.：An improved tie-over dressing technique for skin grafts using a hydrocellular dressing. Plast Reconstr Surg. **106**(2)：507-509, 2000.
18) Sawada, Y.：Silicone gel sheet tie-over for skin graft on the eyelid following release of scar contracture. Br J Plast Surg. **41**(3)：325-326, 1988.
19) Sawada, Y., et al.：Experiences using silicone gel tie-over dressings following skin grafting. Burns. **16**(5)：353-357, 1990.
20) Görgü, M., et al.：Silicone gel sheeting for stabilization of skin grafts. Dermatol Surg. **24**(10)：1073-1076, 1998.
21) Schneider, A. M., et al.：A new and reliable method of securing skin grafts to the difficult recipient bed. Plast Reconstr Surg. **102**：1195-1198, 1998.
22) Moisidis, E., et al.：A prospective, blinded, randomized, controlled clinical trial of topical negative pressure use in skin grafting. Plast Reconstr Surg. **114**：917-922, 2004.
23) Taniguchi, T., et al.：Statistical study on negative pressure strength during skin graft fixation. J Plast Reconstr Surg. **2**：42-48, 2023.
　Summary　陰圧閉鎖療法を用いた植皮固定の際に，どの程度の強さの陰圧を用いるのがよいか統計学的に研究した論文．

PEPARS No.205：23-34, 2024

◆特集／植皮のすべて，教えます

# 分層植皮術と全層植皮術<br>（含皮下血管網全層植皮術）

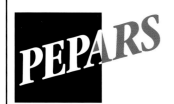

島田 賢一*

**Key Words**：分層植皮(split skin graft)，全層植皮(full-thickness skin graft)，含皮下血管網全層植皮(preserved sub-cutaneous vascular network skin graft)，タイオーバー固定(tie-over fixation)

**Abstract** 分層植皮術は真皮中層(真皮網状層上)までの植皮片を採取して行う植皮術である．生着がよく感染に強いとされ，外傷や熱傷などの急性創傷に用いられることが多い．現在では，ダーマトームの進歩により簡便に採取することが可能である．形成外科医にとってはじめに習得するべき手術手技である．全層植皮は遊離皮弁，tissue expansion 法，人工真皮移植法などが発達した現在その適応は限定されているが，形成外科医にとって必須の技術である．本稿では全層植皮，特に含皮下血管網全層植皮の手術手技を中心に植皮片をいかにして生着させ，また機能的，整容的にも満足のいく結果を出すかという点に留意して解説する．

## 分層植皮術

### 1．はじめに

分層植皮術は真皮中層(真皮網状層上)までの植皮片を採取して行う植皮術である．生着がよく感染に強いとされ，外傷や熱傷などの急性創傷に用いられることが多い．現在では，ダーマトームの進歩により簡便に採取することが可能である．形成外科医にとってはじめに習得するべき手術手技である．

### 2．分層植皮の適応

分層植皮を施行するためには，移植部位(下床)の血行が必須である．通常，真皮(表皮欠損創)，皮下組織(脂肪組織)，筋膜，筋肉，腱(腱上のパラテノンを有する)神経鞘，血管，骨膜・軟骨膜上であれば生着可能である．腱，骨，軟骨上には直接植皮することはできない．その場合はPAT(peri-aleolar tissue)を用い架橋現象(bridging phenomena)を利用した一期的植皮や人工真皮により移

* Kenichi SHIMADA，〒920-0293 石川県河北郡内灘町大学1-1 金沢医科大学形成外科学教室，教授

植床の血流を2次的構築し植皮を行うこともできる．

皮膚欠損創(外傷後，腫瘍・母斑切除後，皮弁採取部のドナーなど)，熱傷創，皮膚潰瘍(難治性潰瘍)，減張創に用いられる．分層植皮は薄め分層植皮(大腿内側12/1,000 インチ以下)，中間分層植皮(大腿内側 15～25/1,000 インチ)，厚め分層植皮(大腿内側 30/1,000 インチ以上)に分類される．

薄め分層植皮は生着しやすく，感染に強く，採皮部の瘢痕が目立たないことより最も頻用される．しかし術後に収縮しやすい，外力に弱い，色素沈着をきたすなどの欠点を有する．

中間分層植皮は手背の深達性Ⅱ度熱傷創に対して手の機能を温存するための early tangential excision 手技とともに用いられる(図4)．

厚め分層植皮は足底から採取される．合指症の指間形成術に対する植皮術として適用される．手指にはカラーマッチ，テクスチャーマッチがよく足底皮膚が選択される．足底皮膚は皮膚が厚く，採取部の肥厚性瘢痕をきたしにくいため，厚め分層植皮片のよい採取部位である．

### 3．採取部の選択

分層植皮は身体のあらゆる部位から採取可能で

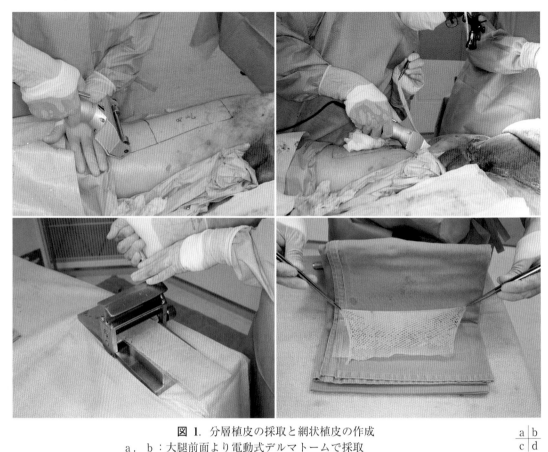

**図 1.** 分層植皮の採取と網状植皮の作成

a，b：大腿前面より電動式デルマトームで採取
c，d：メッシュデルマトームにて 1.5 倍の網状植皮片を作成

|a|b|
|---|---|
|c|d|

あるが，非露出部で，皮膚の凹凸が少なく，大きく採取可能な大腿部が最も選択される．また，採取部の瘢痕が目立たないことから，女性・小児においては頭部が第1選択である（図3）[1]．広範囲熱傷においては腹部，背部，下腿，上腕，前腕などからも採取する．

分層植皮の採取には電動式デルマトーム，フリーハンドナイフ，シルバーナイフ，採皮刀などが用いられるが，その簡便性と汎用性から，電動式ダーマトームを使用することによりほぼ全身どの部位でも採取可能である（図1）．皮膚が薄い場合（小児）や，採取部位の深部に骨が存在し突出している部位（肩甲骨，肋骨），やせている患者などは採皮が難しいので注意を要する．

分層植皮片はメッシュダーマトームを用いて1.5倍，3倍の網状分層植皮として使用することが多い（図1）．採皮した皮膚をメッシュ状にすることにより生着率を高めたり，広範囲へ植皮可能となる．

足底土踏まずからの分層植皮採取の際は，陥凹した土踏まずの皮下に生理食塩水を十分に注入し皮膚を突出させ，フリーハンドナイフあるいはシルバーナイフで採取する（図2）[1]．ドラム型デルマトームもあり，中間から厚め分層植皮片の採取に用いられるが筆者には経験がない，電動式デルマトームで十分対応可能と考える．

**4．植皮の固定**

分層植皮片の固定には通常タイオーバー固定は必要ない．圧迫包帯などで十分である．しかし，小児など安静が保持できない場合などはタイオーバー固定を行うこともある．非固着性ガーゼとグリセリン綿花による圧迫固定のほか，不織布テープによる固定も有用である[2]．また，広範囲熱傷においては，ステープラーと非固着性ガーゼのみでの固定を行う．

**5．採取部の処置**

今日，様々な創傷被覆材があり何を用いても，

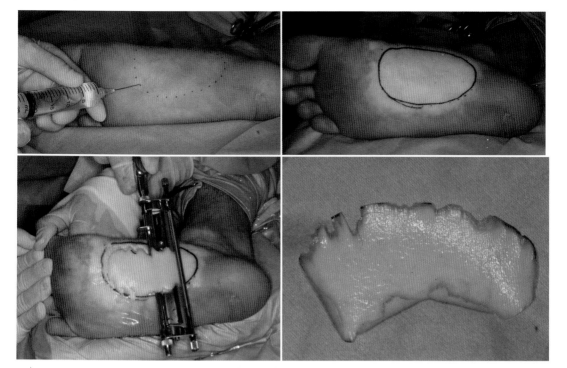

**図 2.** 足底より厚め分層植皮片の採皮

a，b：エピネフリン加キシロカイン®を皮下注射し，陥凹した土踏まず部分を膨隆させる．

c：フリーハンドナイフ（あるいはシルバーナイフ）を用いて採皮

d：厚め分層植皮片

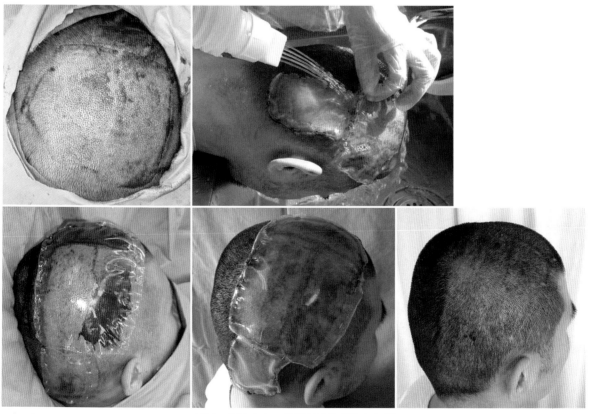

**図 3.** 頭皮よりの分層植皮片採取と処置

a：頭皮より薄め分層植皮片を採取

b：採皮部にハイドロゲル創傷被覆・保護材（ビューゲル®）を貼付し辺縁をステープラーで固定

c：術後 2 日目．採皮面には血腫などは固着せず，頭皮の洗浄も痛みなく行うことができる．

d，e：術後 6 日目．ビューゲル®を除去，上皮化は完了している．

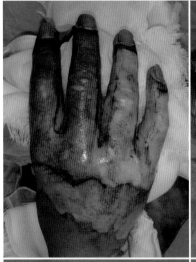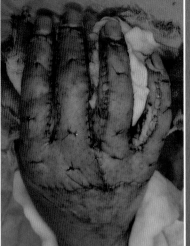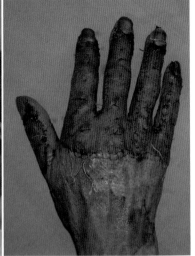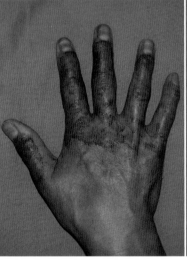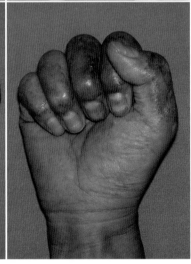

a | b | c
d | e

図 4.
症例 1：55 歳，男性．右手背の深達性 II 度
熱傷に対する early tangential excision 症例
　　a，b：受傷 7 日目に early tangential
　　　　excision を施行．大腿よる分層植皮片
　　　　を採取し移植した.
　　c：術後 7 日目．植皮は生着した.
　　d，e：術後 3 か月．色素沈着は認める
　　　　が，手指の関節可動域制限はない.

問題なく上皮化が得られる．簡便でコストが安
く，手間のかからないことが重要であると思われ
る．小児や女性では整容性を考慮して頭皮から植
皮片を採取することが多い．その際，採取部が潰
瘍化すると瘢痕性禿頭など整容的に問題が残るの
で注意する必要がある．筆者は頭皮の採取部にハ
イドロゲル創傷被覆・保護材(ビューゲル®)を用
いて良好な結果を得ている(図 3)[3].

### 6．後療法

植皮部は色素沈着予防目的で遮光する．また，
薄め分層植皮の場合，皮膚付属器がほとんどない
ので乾燥する．これを予防するために保湿剤(ヘ
パリン含有軟膏など)を用いる.

採取部が 8/1,000 インチ以下の薄め分層植皮の
場合，1 週間弱で上皮化する．早期の上皮化が採
取部位の整容性に影響する．上皮化直後は再生上
皮が脆弱なために，軽微な外力でびらんを生じ
る．一旦潰瘍化すると，難治性となり治癒が遅れ，
醜状瘢痕となるので注意が必要である.

採取部位の瘢痕は時間経過とともに目立たなく
なるが，若干の色素沈着，色素脱失は残存する.
下腿からの採皮の場合，下肢の下垂により鬱血を
呈する．鬱血が継続すると色素沈着をきたす．下
腿の圧迫包帯が有用である．厚さが 15/1,000 イン
チを超えると，採取部位に瘢痕が残存する．高度
な色素沈着や色素脱失，場合によっては肥厚性瘢
痕を生じる場合がある．肥厚性瘢痕予防に長期間
の圧迫治療が施行されるが，完全に予防できる治
療法は現在ない.

### 症例 1：55 歳，男性

手背深達性 II 度熱傷に対して，early tangential
excision と大腿より分層植皮を施行した(図 4).

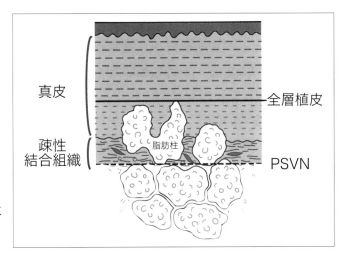

図 5.
全層植皮と含皮下血管網全層植皮
（文献 4 より引用改変）

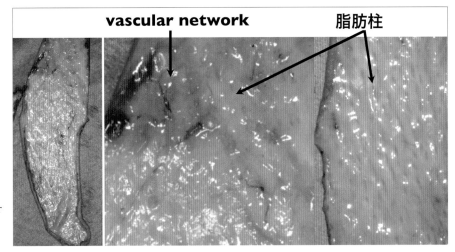

図 6.
真皮下血管網の温存(vascular
network と脂肪柱)

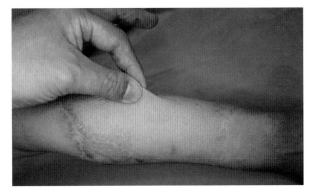

図 7. 前腕伸側 PSVN 植皮後 8 年の状態
植皮の色素沈着は軽微でしなやかさ, 弾力性が保たれている.

## 全層植皮術(含皮下血管網全層植皮)

### 1. はじめに

　全層植皮は遊離皮弁, tissue expansion 法, 人工
真皮移植法等が発達した現在その適応は限定され
ているが, 形成外科医にとって必須の技術である.

　通常の全層植皮片は真皮深層の脂肪組織は完全
に除去される. 一方筆者が好んで用いている含皮
下血管網全層植皮(preserved subcutaneous vas-
cular network skin graft；以下, PSVN 植皮)は
真皮深層直下の皮下脂肪組織との間に介在する疎
性結合組織層(aleolar tissue)に分布する血管網
(vascular network)を温存させて移植する方法で
ある(図5, 6)[4]. PSVN 植皮は, 疎性結合組織が
温存されることで皮片と移植床の接着面での瘢痕
拘縮を軽減し, さらにこれらに含まれる豊富な血

管網によって移植床から良好な血行再開が期待さ
れる. PSVN 植皮は従来の皮膚移植後に生じてい
た術後の二次的収縮や硬化を最小限とし採取前と
同様の弾力性・伸展性を維持し過度の色素沈着も
少ない(図7)[5].

全層植皮片においても真皮の損傷を避ければ，少なからずこの疎性結合組織は温存されPSVN植皮の特性を享受できる．以下，PSVN植皮法について言及する．

### 2．PSVN 植皮の適応

その適応は顔面において眼瞼周囲，鼻尖，上下口唇，さらに広範囲の額や頬が相当する．また拘縮解除目的で頚部，手・指関節，足・趾関節などの屈側の再建においては全層植皮(PSVN植皮)は機能的，整容的再建の第1選択手技と言える[6]．骨，軟骨，腱などの組織が露出する場合も骨膜，軟骨膜，パラテノンが残存する場合は注意深く施行すれば生着可能である．通常は瘢痕や病変切除部などの一次創に使用するが，潰瘍創においても移植床の wound bed preparation が整えば PSVN植皮は十分生着可能であり，術後の硬化・拘縮は認めない[4]（図12）[7]．

### 3．植皮片の採取部位

採取の際は一次縫縮可能，機能的障害が生じない，瘢痕が目立たない，色調・質感が移植部皮膚と似ている点に留意する．これらを考慮すると採取部位と移植部位は以下となる．耳介周囲(眼瞼や上口唇へ移植)，鎖骨上窩(眼瞼以外の顔面へ移植)，鼠径部(顔面，手掌，足底以外の大きな皮膚が必要な部位へ移植)，内果下部(多合指・趾症などで手足への移植)，土踏まず(手指の掌側，足趾への移植)，その他上腕内側(顔面)，手関節部(同一術野の手指)，眼瞼(対側の眼瞼)．

### 4．植皮片の採取法

皮膚欠損部を滅菌濾紙や透明フィルムで型取りする．瘢痕拘縮の場合には，瘢痕を除去後に移植部の減張を十分に行った後に型取りする．拘縮を有しない腫瘍や母斑などの場合は病変切除前に型取りを行う．鼠径部で採取する場合，恥骨部の有毛部は避ける．鼠径から上前腸骨棘を超えれば，最大幅約 10〜15 cm の採取が可能である(図8)．デザイン後切開予定線より皮下(真皮直下と皮下脂肪層間)にエピネフリン添加局所麻酔剤を注入し止血効果が現れるまで待機する．#15メスを用

いてデザインに従って採取する．皮切は植皮片側に約60°ほど斜めに施行する(図8)．植皮片真皮直下の血管網を温存し皮下脂肪が薄く付着する程度の厚さで均一に採取する．この際，含皮下血管網から皮下組織への連絡血管を双極電気メスで止血をしながら採取を進めるとほとんど出血しない．植皮片の辺縁を濡れガーゼでつまみ上方へ剝がすように適度に牽引しながら採取すると容易である(図8)[8]．

### 5．植皮片の作成（図8）

濡れガーゼ上に採取した植皮片を置き，真皮面を凸面としてガーゼを丸める．指で真皮面を突出させるようにして，大き目の曲剪刀を用い真皮直下の血管網を損傷しないように剪刀の腹部分で皮下脂肪を除去していく．真皮面を移動しながら均一に脂肪を除去していくと血管網を傷つけない．植皮片採取部位によっては真皮網状層内の脂肪組織が植皮片に残存する場合があるが，真皮下層に入り込んだ脂肪柱はそのままとする[8]．

### 6．移植床の準備

移植床はなるべく平坦になるように下床をトリミングする．必要に応じて細いモノフィラメント吸収糸にて下床組織を縫合し整える．エピネフリン添加局所麻酔剤を使用した場合，後から出血を認めることがあるので時間をおいて出血を確認し確実に止血しておく．植皮非生着の一番の原因は血腫である．

### 7．植皮片固定（タイオーバー）

タイオーバーの固定糸は 45〜60 cm の 3-0，4-0 のナイロン撚り糸を使用する．植皮片を移植床に置き植皮片にかかる緊張が均一になるように全周性に数か所固定する．その後，0.5〜1.0 cm 間隔で縫合固定していく．術後の植皮辺縁瘢痕の開大を最小限にするために 5-0，6-0 のモノフィラメント吸収糸にてタイオーバー固定糸間に真皮縫合を行う．これにより術後1週間以内のタイオーバー糸抜去が可能となり，術後の縫合糸瘢痕(suture mark)を防止できる．

鈍針(または血管内留置針の外筒)を用いて植皮

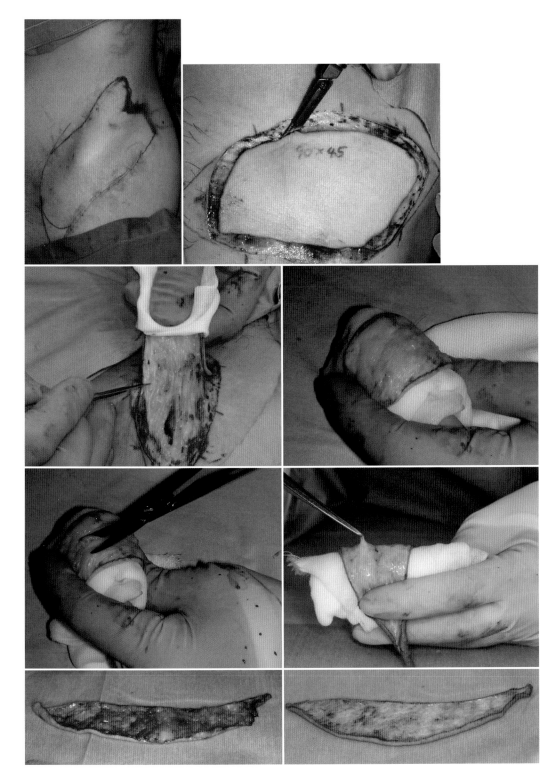

**図 8.** 全層植皮片（PSVN 植皮片）の採取法

| a | b |
|---|---|
| c | d |
| e | f |
| g | h |

a：鼠径部皮膚は伸展性に富み大きな植皮片が採取できる．シワの方向に平行に細長い
　皮片を採取すれば，10 cm 幅の皮膚片の採取が可能で採取部は一期的に縫縮できる．

b：デザインに沿って皮切，植皮片辺縁に余剰組織を付着させないように挙上

c：植皮片の一端を上方に牽引しながら，脂肪を一層残すように剥離挙上

d：真皮面を凸面としてガーゼを丸める．

e：曲剪刀を用い真皮直下の血管網を損傷しないように剪刀の腹部分で皮下脂肪を除去

f：真皮下の aleolar tisseue を温存

g：作成された植皮片の裏面，脂肪除去前後

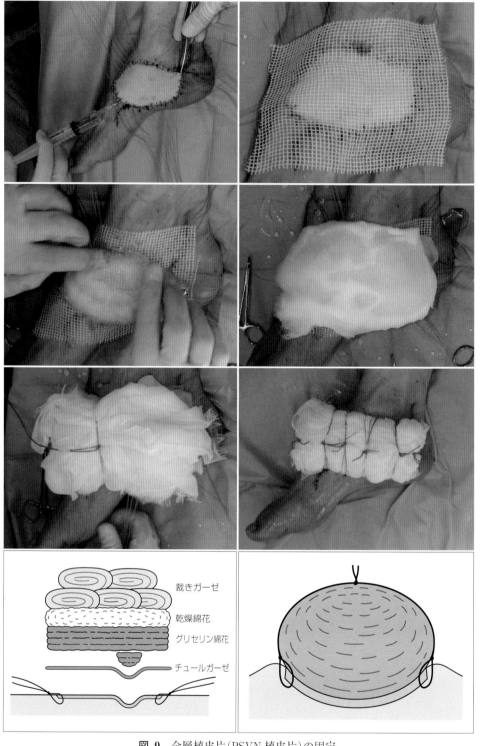

図 9. 全層植皮片(PSVN植皮片)の固定

a：鈍針を用いて植皮片直下を生理食塩水で十分に洗浄する.

b：チュールガーゼを貼付

c：グリセリンに浸漬した綿花を植皮片上に重ねて置く.

d：グリセリン綿花は植皮片全体より一回り大きく均一になるように置く.

e：グリセリン綿花の上に乾燥綿花，裁きガーゼを重層し全体の形を整える.

f：タイオーバーにて固定

g：タイオーバーのシェーマ

h：植皮片辺縁での固定糸の立ち上がりの角度が鈍角(90°以上)となるようにタイオーバーの綿花を調整する．この角度が90°以下になると植皮片は内方に牽引され浮き上がり，皮下に血腫・漿液腫を形成するので注意を要する.

(g，hは文献4より改変引用)

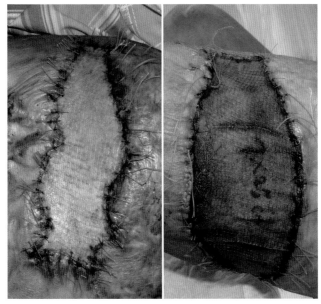

a│b

図 10. タイオーバー抜去後の植皮片の状態
　a：植皮片は蒼白薄ピンクを呈する.
　b：翌日は必ず鬱血色を呈しているが，自然経過と言える．その後数日は
　　植皮片の湿潤状態を保つために生食湿布を施行する.

片下に生理食塩水を注入し十分洗浄する(図9).
排液が透明になるまで洗浄し，排液に出血が混入
しているようであれば，抜糸しもう一度止血を行
う．この操作はたとえ手術時間が延長しても確実
に行う必要がある．出血がなければ，チュール
ガーゼを置き，グリセリンに浸漬した綿花を植皮
片上に重ねて置いていく(図9)．移植床に陥凹が
ある場合はその陥凹に合わせてグリセリン綿花を
採型し挿入する．グリセリン綿花は植皮片全体よ
り一回り大きく均一になるように置く．その上に
乾燥綿花，裁きガーゼを重層し全体の形を整える
(図9)．縫合糸をモスキートペアンで数本ずつ束
ね，植皮片の相対する縫合糸を綿花上で結んでい
く[8]．その際，植皮片辺縁での固定糸の立ち上が
りの角度が鈍角(90°以上)となるようにタイオー
バーの綿花を調整する．この角度が90°以下にな
ると植皮片は内方に牽引され浮き上がり，皮下に
血腫・漿液腫を形成するので注意を要する．糸の
牽引力は，植皮片がある程度大きく移植床周囲の
皮膚の緊張が緩い時は植皮片周囲の皮膚が若干持
ち上がる程度に牽引し強めに，植皮片が小さい場

合や骨上などの硬い組織上に植皮する場合は少し
弱めに行う．生食に浸し絞った裁きガーゼをタイ
オーバー基部周囲に巻き付け植皮片辺縁からの滲
出液の吸収を図る．重力にてタイオーバーが下垂
する場合(顔面の植皮など)には植皮片上部の固定
力が低下し生着が悪くなる場合があるのでタイ
オーバー全体を弾力包帯などで固定し持ち上げ下
垂を防止する必要がある.

### 8．術後管理

　タイオーバーは通常1週間目に除去する．タイ
オーバー周囲を毎日観察し，周囲の発赤や滲出液
の状態など異変を感じれば早期に抜去し確認す
る．血腫を認める場合には植皮片に切開を加え除
去する．これにより全生着は得られなくともある
程度植皮を救済することができる.

　PSVN植皮においてはタイオーバー除去直後は
植皮片は薄ピンクから蒼白で，翌日には鬱血色を
呈する(図10)．タイオーバー除去後は植皮片を湿
潤状態に保つ目的で数日生食湿布を施行する.

### 9．後療法

　当初植皮片は浸軟し，縫合部分は湿潤している

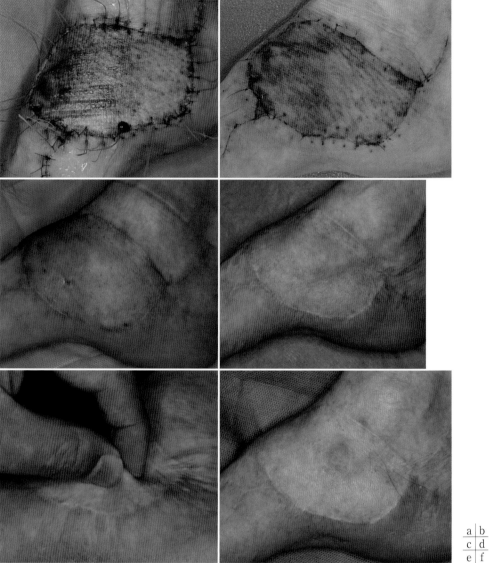

a | b
---|---
c | d
e | f

図 11. PSVN 植皮片の経過

a：植皮片は鬱血，一部に水疱を形成することがあるが問題ない.

b：術後2週間で植皮片表面はドライになり，表皮が剝脱してくる. 皮下の鬱血斑は残存している.

c：術後2か月. 植皮は全生着し色素沈着も軽微である.

d，e：術後2年. 色素沈着はなく，皮膚のしなやかでソフトである.

f：術後9年. 色素沈着なく状態は良好である.

が2～3週間で色調が改善し乾燥してくる. その後，表皮は一旦剝脱する(図11). この時期から植皮辺縁瘢痕部分にサージカルテープ(マイクロポアー®)を貼布し辺縁瘢痕を含めてスポンジ(レストン®)で圧迫を開始する. 圧迫は3か月～4か月継続する. 植皮片は約2年間の遮光する[9].

**症例2**：35歳，男性

高圧アセチレンガスバーナーの誤使用による右肘窩深部貫通熱傷創に PSVN 植皮術を施行した(図12).

**症例3**：23歳，女性

顔面熱傷瘢痕拘縮に対して，オトガイ，頚部，

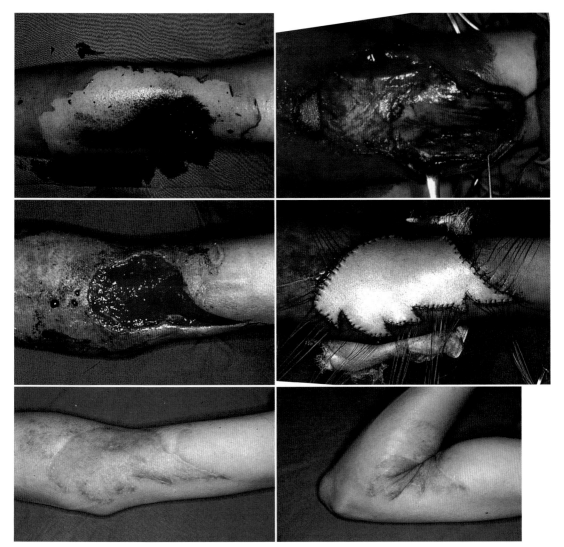

a b
c d
e f

**図 12**. 症例2：35歳，男性．高圧アセチレンガスバーナーの誤使用による右肘窩深部貫通熱傷創
a：受傷直後．バーナー炎による貫通創と黒煙の付着を認める．
b：壊死組織をデブリドマン皮膚の一部は全層壊死となっていた．
c：WBP 後肉芽創となった．
d：PSVN 植皮術を施行した．
e，f：術後軽度色素沈着を認めるが，皮膚はしなやかで拘縮はない．

前胸部に PSVN 植皮術を施行した（図13）．

　※真皮下血管網を温存した全層植皮術（塚田式植皮）は過去の論文では「含皮下血管網遊離全層植皮」と記載されてきました．この中の「遊離全層植皮」に文言に関して，過去，皮弁移植術（皮膚を，血流を保持しながら移植する術式）は有茎でしか移植できなかった時代があり，「有茎植皮術（現在の皮弁移植術）」に対応する術式として「遊離植皮

術（現在の植皮術）」と言われていました．現在，皮膚欠損創に対して，植皮術を選択するか，皮弁移植術を選択するかの判断を求める際に，「植皮術」は当然採皮部から遊離され血流が途絶した状態で皮膚を移植する方法と理解されています．したがって，本稿においては「遊離植皮術」の文言に対しては「遊離」を削除して記載しています．すなわち「含皮下血管網遊離全層植皮」を「含皮下血管網全層植皮」と記載しました．

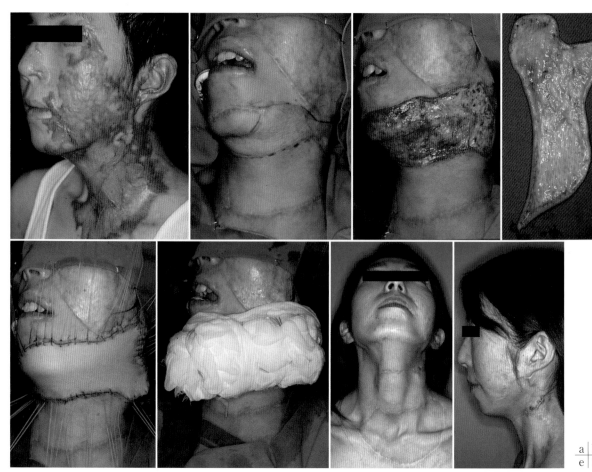

a | b | c | d
e | f | g | h

図 13. 症例 3：23 歳，女性，顔面頚部の熱傷瘢痕症例

a：オトガイ部から頚，前胸部にかけて分層植皮後の状態．醜状瘢痕と頚部の拘縮を認める．

b：初療後複数回の PSVN 植皮が施行された．下顎部に分層植皮による瘢痕が残存している．

c：下顎裏面からオトガイにかけての瘢痕を除去，拘縮を解除した．

d：鼠径部より PSVN 植皮片を採取

e，f：PSVN 植皮，タイオーバーを施行した．

g，h：術後 2 年．下顎側面のレリーフは問題なく，植皮片はしなやかでソフトであり色素沈着は軽微である．

**参考文献**

1) 島田賢一：分層植皮．形成外科の基本手技 2．平林慎一ほか編．pp5-14, 克誠堂出版, 2017.

2) 西部泰弘ほか：粘着固定シートテープを用いた植皮片の固定法．熱傷．**28**(2)：97-102, 2002.

3) 野村紘史ほか：l. 頭部採皮創に対するハイドロジェル製創傷被覆材の有効性．創傷．**2**(4)：160-164, 2011.

4) 吉田　純：【遊離皮膚移植術の実際】遊離全層植皮の適応と実際．PEPARS．**2**：9-17, 2005.

5) Tsukada, S.：Transfer of free skin grafts with a preserved subcutaneous vascular network. Ann Plast Surg. **4**：504-506, 1980.

6) 川上重彦ほか：全層植皮の適応と採取法．形成外科．**42**：S117-S120, 1999.

7) Shimada, K., et al.：Burn due to misuse of an acetylene gas burner：a case report. Burns. **25**：666-668, 1999.

8) 島田賢一：全層植皮．形成外科の基本手技 2．平林慎一ほか編．pp15-24, 克誠堂出版, 2017.

9) Tsukada, S., et al.：Functional skin grafting for scar contracture in movable regions. World Plast. **1**：146-153, 1995.

# 第3回

# 日本フットケア・足病医学会

## 関東・甲信越地方会

## SWGs

### SUSTAINABLE WALKABLE GOALS

1 足育で大切な足を守り育てる

2 靴と靴下、正しく履いて足病を予防する

3 足を視て、きれいに洗って保とう美足

4 足に優しい住環境の提案

5 適切な運動習慣で歩く力を維持する

6 足病の予防と治療を可能にする関係をつくりあげる

7 Wound hygieneでより良い創傷管理

8 医療と企業の協働で足の治療環境を整える

## 2024年 4/28（日）

**会場** ソニックシティ
〒330-8669　埼玉県さいたま市大宮区桜木町1丁目7-5

**会長** 高山かおる
（済生会川口総合病院皮膚科）

**副会長** 松岡 美木
（埼玉医科大学病院
褥瘡対策管理室）

寺部 雄太
（春日部中央総合病院
下肢救済センター）

---

一般演題募集期間：**2023**年**12**月**13**日（水）～**2024**年**1**月**24**日（水）

詳細は学会ホームページ　http://jfcpmkanto3.umin.jp　をご確認ください

---

事務局　済生会川口総合病院皮膚科
事務局長　全日本病院出版会　鈴木由子
〒113-0033　東京都文京区本郷3-16-4

運営事務局　**株式会社コンベンションフィールド**
〒101-0043　東京都千代田区神田富山町21　神田FKビル6階
TEL：03-6381-1957　FAX：03-6381-1958
E-mail：jfcpmkanto3@conf.co.jp

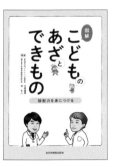
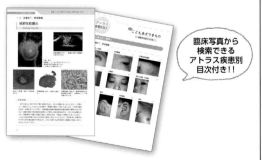

PEPARS　No.205：37-46，2024

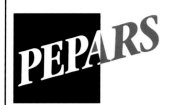

◆特集／植皮のすべて，教えます

# 植皮片拡張法
## ―網状植皮，MEEK 植皮の実際―

黒柳　美里*

Key Words：分層植皮(split thickness skin grafting)，網状植皮(mesh skin grafting)，MEEK 植皮(MEEK micrografting)，植皮片拡張法(expansion technique for skin grafts)

**Abstract**　　皮膚欠損創の創閉鎖には植皮が有用であり，広範囲熱傷など健常部位が限られる場合は，少ない採皮量で効率的に広範囲の創閉鎖を行う工夫が必要である．また，採皮創は瘢痕が問題となるため，採皮による健常部位の犠牲を最小限にすることも求められる．採取した皮膚の面積よりも広い創面に移植するには，分層植皮において植皮片の拡張が必要であり，この方法が網状植皮とパッチ状植皮である．MEEK 植皮は効率的にパッチ状植皮を行う方法である．網状植皮と MEEK 植皮は，採皮範囲が限られる症例の救命のために，また採皮による機能・整容・成長への影響を最小限にするために有用である．症例ごとに適切な治療法を選択し，植皮片拡張に伴う欠点を補うために様々な治療法を組み合わせるなどの工夫が重要である．

## はじめに

　分層植皮は，健常な皮膚を表皮＋真皮上層の厚さで採取し皮膚欠損創に移植する創閉鎖方法である．採皮量は健常範囲の部位と面積に依存する．広範囲熱傷など健常範囲が限られる症例では，少ない採皮量で効率的に広範囲の創閉鎖を行うための様々な工夫が必要となる．また，健常部位に作った採皮創は創傷被覆材を貼付して 2 週間程度で上皮化が望めるが，症例によっては採皮部の創傷治癒遅延や瘢痕が問題となる．救命を最優先としつつ機能・整容・成長も考慮し，採皮による犠牲を最小限にすることも求められる．

## 植皮片拡張法

　分層植皮には，シート状植皮，網状植皮，パッチ状植皮がある．シート状植皮は，採取した皮膚を加工せずそのまま移植する方法で，皮膚欠損創と同じ面積の植皮片が必要となる．熱傷や外傷による広範囲の皮膚欠損創の創閉鎖には，採取した皮膚の面積よりも広い創面に移植するために植皮片の拡張が必要であり，この方法が網状植皮とパッチ状植皮である．MEEK 植皮はパッチ状植皮の 1 つである．植皮片を拡張して移植する場合，植皮片の間隙の創閉鎖は，周囲に生着した植皮片から伸びてくる上皮に依存する．このため，シート状植皮より創閉鎖に時間を要し，瘢痕の性状も劣るので，適応症例を慎重に選ぶ必要がある．

### 1．網状植皮

### A．特　徴

　網状植皮は，植皮片に小切開を加えて網状とし，これを拡張して移植する方法である．1964 年に Tanner が発表し[1]，簡便な方法であるため広範

* Misato KUROYANAGI，〒232-0024　横浜市南区浦舟町 4-57　横浜市立大学附属市民総合医療センター高度救命救急センター／同大学医学部救急医学／同大学医学部形成外科学

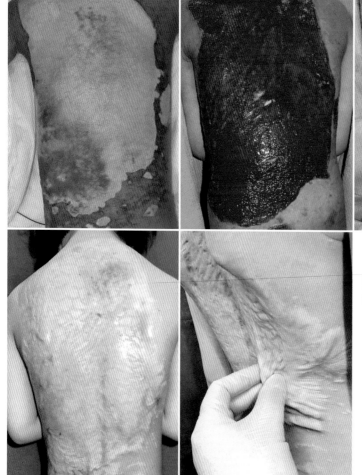
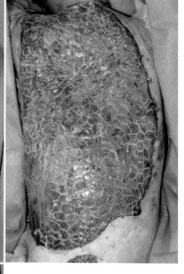

図 1.
症例1(背部):網状植皮と自家培養表皮ジェイス®の併用
　　a：術前. デブリードマン＋人工真皮移植を施行
　　b：初回術後21日. 感染徴候なく,良好な肉芽形成あり
　　c：初回術後23日. 6倍網状植皮＋ジェイス®移植を施行
　　d：植皮術後1年. 瘢痕は成熟し,潰瘍再発なし
　　e：植皮術後3年. 瘢痕はつまめるほど柔らかい.

囲皮膚欠損創の創閉鎖に頻用されている. 植皮片の拡張率は1.5, 3, 6倍などの設定があるが, 実際の拡張率は設定値よりも低い[2]. 植皮片拡張率が高いほど, より小さな植皮片でより広範囲を被覆できるが, 単独での上皮化を見込めるのは3倍程度までで, 6倍などの高倍率網状植皮は自家培養表皮移植との併用時などに使用することが多い. また, 植皮片拡張率が高いほど網目が大きくなるため創閉鎖に時間を要し, 瘢痕の醜形・肥厚・拘縮のリスクが高くなるため, 必要な採皮量が確保できるならば低倍率網状植皮もしくはシート状植皮を選択した方がよい.

### B. 手術手技と術後管理

植皮片を拡張率が設定されたダーマキャリアの溝付きの面にのせる. これをメッシュグラフトデ

ルマトームのカッターとフィードローラーの間に通し, 網状に加工する. 網状の植皮片を引き延ばして移植し, 縫合またはスキンステープラーで固定する. 非固着性ガーゼで被覆し, tie over法などで固定する. 術後5〜7日目, 植皮部の固定を解除して植皮の生着を確認する. 術後7日目頃では植皮の生着がまだ不安定であることが多く, その場合は植皮片の剝脱防止のため非固着性ガーゼで被覆し, 植皮の生着が安定する術後10〜14日目以降に抜糸・抜鈎を行うとよい. また, 固定解除後は植皮片の間隙の上皮化を促すため, 軟膏塗布または創傷被覆材貼付を行う.

### C. 他の治療法との併用

広範囲熱傷患者は健常皮膚が少ないため, 少ない採皮量による広範囲の創閉鎖が課題となる. 自

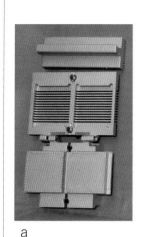
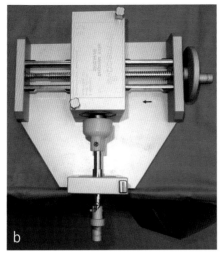
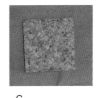
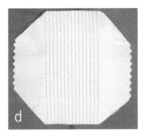
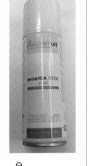

**図 2.** MEEK 植皮片カッターと MEEK 拡張器
a：MEEK 植皮片カッターのサポーティブウェッジ(上)とカッティングブロック(下)
b：MEEK 植皮片カッターの本体
c：MEEK コルク
d：MEEK ガーゼ(原材料：ナイロン)
e：MEEK スプレー状接着剤(原材料：アクリル系粘着剤)

家培養表皮ジェイス®は，患者から採取した正常皮膚から細胞を分離・培養してシート化したもので，2007年より使用が可能となった．適応症例はTBSA 30%以上(Ⅲ度熱傷または深達性Ⅱ度とⅢ度熱傷が混在)の熱傷患者であり，ジェイス®の使用により広範囲熱傷患者の生存率は向上した[3]．自家培養表皮の生着率向上には高倍率分層植皮の併用が有用であり[4)5)]，6倍網状植皮が頻用されている．

**症例1**：3歳，女児

熱湯により広範囲熱傷(TBSA 30%)を受傷した(図1)．重症例のため救命が最優先ではあるが，機能・整容・成長への配慮も必要と判断し，採皮による犠牲を最小限にしつつ熱傷部位の早期創閉鎖と柔らかい瘢痕形成を目指す方針とした．入院3日目にデブリードマンと人工真皮移植を行い，腋窩からジェイス®製造用の採皮を行った．人工真皮により良好な移植床が形成され，初回手術後23日目に第2回手術を行った．頭部から採皮して6倍網状植皮を行い，その上にジェイス®を移植した．6倍網状植皮とジェイス®の生着は良好であった．術後3年目の時点で，植皮部の瘢痕はつまめるほど柔らかくなり，腋窩・頭部の瘢痕も目立た

なくなった．

**2．MEEK 植皮**

**A．特　徴**

パッチ状植皮は，植皮片を切手大またはやや小さめに分割し，間隔をあけて移植する方法である．MEEK 植皮は，パッチ状植皮を効率化したものであり，42×42 mm の植皮片を3×3 mm の植皮片196枚に裁断し，2，3，4，6，9倍に拡張することができる．1958年に米国の外科医であるMeek が Meek-Wall Dermatome を発表した[6]．1964年に Tanner が発表した[1]網状植皮より歴史は古い．1987〜1989年に Humeca B. V. が改良して製品化し，1993年に Kreis が特殊な接着スプレーを開発して[7]簡易的な器械が製造された．2015年の台湾粉塵爆発事故の際には多くの重症熱傷患者の救命に活用され，本邦では2020年に臨床使用が開始された．

**B．手術手技**

植皮片の裁断には MEEK 植皮片カッター，拡張には MEEK コルク・MEEK ガーゼ(原材料：ナイロン)・MEEK スプレー状接着剤(原材料：アクリル系粘着剤)を使用する(図2)．

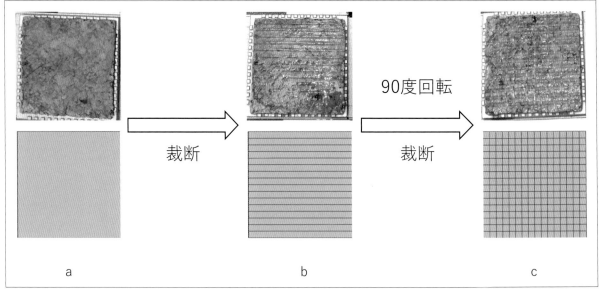

図 3. MEEK 植皮：植皮片の裁断
a：42×42 mm の植皮片
b：3×42 mm の植皮片 14 枚
c：3×3 mm の植皮片 196 枚

**1）植皮片裁断**（図 3）

42×42 mm の MEEK コルクを 10 秒以上生食に浸漬させ，その上に植皮片をのせる．植皮片は，真皮側をコルクに密着させ，辺縁まで確実に裁断するために 42×42 mm よりやや小さくなるよう余剰部分を切り取る．植皮片をのせた面を上にしたコルクを MEEK 植皮片カッターのコルクホルダーにのせてカッティングブロックに設置，カバーを閉じてスプリング式ロッドで固定．MEEK植皮片カッターの本体に通して 1 回目の裁断を行う．植皮片は，3×42 mm が 14 枚の状態となる．裁断された植皮片がコルクから外れないよう，サポーティブウェッジでカッティングブロックを押しながらカバーを開ける．その際，植皮片がカバーから外れやすいよう，カバーの上から生食をかけておくとよい．植皮片をのせたコルクを 90°回転させて再度同様にカッティングブロックに設置，2 回目の裁断を行う．3×42 mm が 14 枚の植皮片は，3×3 mm が 196 枚の状態となる．

**2）植皮片拡張**（図 4）

コルクを植皮片カッターから外し，植皮片に MEEK スプレー状接着剤を噴霧して 6 分静置する．噴霧したスプレーが十分に乾燥していない場合，MEEK ガーゼが濡れていた場合，採皮の時に油脂性基材を使用した場合など，スプレーの接着効果が不十分となるので注意が必要である．次に，裁断した植皮片をコルクごと MEEK ガーゼに押し付ける．コルクを外し，植皮片が MEEK ガーゼに接着していることを確認する．MEEK ガーゼにはあらかじめ 2，3，4，6，9 倍と植皮片拡張率が設定されている．MEEK ガーゼのギャザーを左右に引いてプリーツを伸ばす．残りの 2 辺も同様に引き延ばし，196 枚の植皮片を均等に広げる．

**3）植　皮**（図 5）

MEEK ガーゼの裏打ちをしているホイルを取り外し，広がった植皮片がのっている面を移植床側になるようにして MEEK ガーゼごと移植する．MEEK ガーゼをスキンステープラーなどで固定する．網状植皮の際と同様に植皮部の固定を行う．

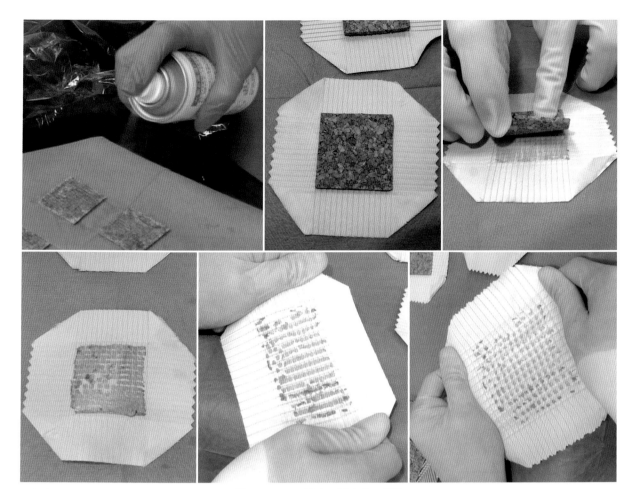

| a | b | c |
|---|---|---|
| d | e | f |

**図 4**. MEEK 植皮：植皮片の拡張

a：植皮片に MEEK スプレー状接着剤を噴霧し，6 分静置する．
b：MEEK コルクを MEEK ガーゼに押し付ける．
c：MEEK コルクを MEEK ガーゼから外す．
d：植皮片が MEEK ガーゼに接着している．
e：MEEK ガーゼのギャザーを左右に引き延ばす．
f：残りの 2 辺も引き延ばし植皮片を均等に広げる．

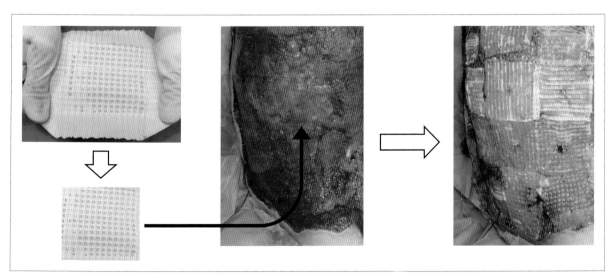

**図 5**. MEEK 植皮：移植方法
拡張した植皮片を MEEK ガーゼごと移植する．

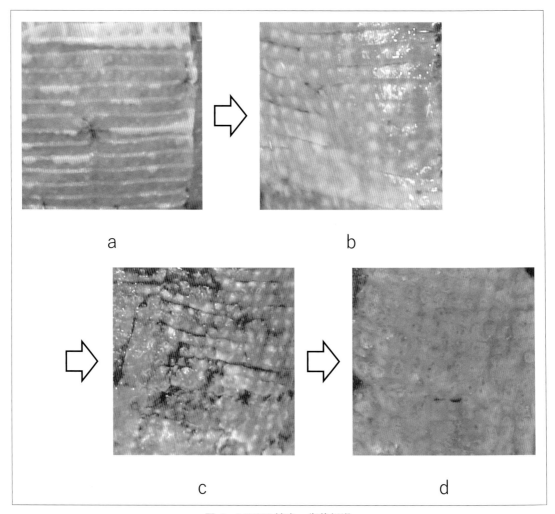

**図 6.** MEEK 植皮：術後経過

a：手術当日．4 倍 MEEK 植皮
b：術後 7 日．植皮の固定を解除，MEEK ガーゼに油性軟膏を塗布
c：術後 9 日．MEEK ガーゼを除去
d：術後 21 日．MEEK 植皮片は生着，間隙も上皮化

**C．術後管理**(図 6)

　術後 5〜7 日目，植皮部の固定を解除する．この時には MEEK ガーゼを外さず，MEEK ガーゼを浸軟させるために油性の軟膏を塗布する．MEEK ガーゼが十分に浸軟していないと，MEEK ガーゼを外す際に生着した植皮片が一緒に剥がれてしまうリスクがある．固定解除の翌日以降，植皮片が移植床に生着していることを確認できたら MEEK ガーゼを完全に除去する．その後の管理は網状植皮後と同様であり，軟膏塗布または創傷被覆材を貼付して植皮片の間隙の上皮化を促す．

**D．網状植皮との比較**

**1）植皮片拡張率が正確である**

　Peeters らの報告によると，網状植皮時の植皮片の実際の拡張率は，1：1.5 設定で 1.2 倍，1：3 設定で 1.5 倍である[2]．網状植皮と MEEK 植皮の植皮片拡張率を比較した研究は複数あり[8]〜[11]，1：3 に設定した場合の拡張達成率に関して，Kamolz らは網状植皮が 53.1%（1：1.59）に対して MEEK 植皮は 99.8%（1：2.99）と[9]，Rode らは網状植皮が 50% に対して MEEK 植皮は 85.5〜99.8% と報告した[10]．植皮片拡張率が正確である MEEK 植皮は，採皮量が限られる広範囲熱傷の治療に有用で

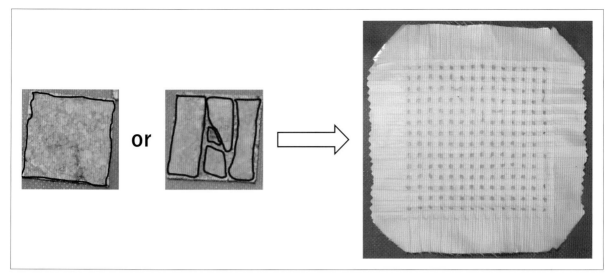

図 7. MEEK 植皮の利点：小さな植皮片も有効利用
1 枚の植皮片でも小さな植皮片の組み合わせでも同様に加工できる.

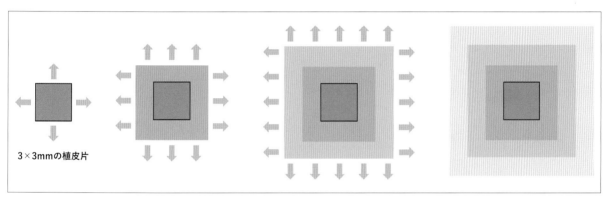

図 8. MEEK 植皮の利点：上皮化が効率的
3×3 mm の植皮片から全方向に上皮化が進み，成長幅は徐々に広がる.

ある[12].

### 2）小さな植皮片も有効利用できる

MEEK 植皮では，大きな植皮片を必須とせず[13]，42×42 mm のコルクに乗せれば，どのサイズの植皮片も加工できる. つまり，コルクより小さな植皮片を複数組み合わせた場合も，コルクと同じ大きさの植皮片 1 枚を使用した場合と同じように，裁断・拡張が可能である（図 7）.

### 3）移植・固定が簡便である

植皮片の加工において，MEEK 植皮は網状植皮よりも作業工程が多い. しかし，MEEK ガーゼに植皮片が接着した状態で移植・固定するため，小さな植皮片であっても移植時の操作性がよく，固定の際にもずれるリスクが低い.

### 4）感染に対する抵抗力が強く，生着率が高い

創部感染は，植皮片が不生着となる原因の 1 つである. 網状植皮の場合，植皮片に連続性があるため，一部に感染が生じると全体に広がりやすい. 一方，MEEK 植皮の場合，小さな植皮片が孤立しているため，一部が感染しても周囲へ伝播しづらく，植皮片全体の脱落を妨げる[13].

### 5）上皮化が効率的である

網状植皮の場合，網状の植皮片から網の目が埋まるように内側方向に上皮化が進む. 一方，MEEK 植皮の場合，3×3 mm の小さな植皮片から全方向に上皮化が進み，さらにその成長幅は徐々に広がるため効率的であり，より広範囲の上皮化が望める（図 8）.

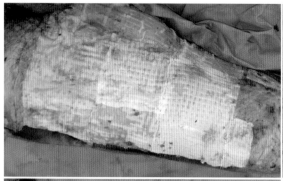
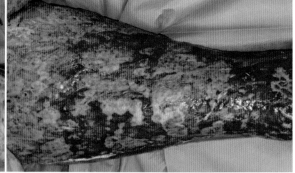
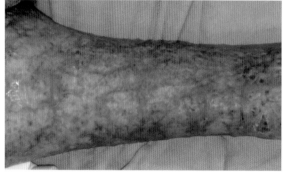

図 9.
症例 2(右大腿):自家培養表皮ジェイス®と MEEK 植皮の併用
  a:受傷後 2 日. デブリードマン＋6 倍 MEEK 植皮を施行
  b:受傷後 22 日. MEEK 植皮は生着良好, ジェイス®移植を施行
  c:受傷後 186 日. 完全に上皮化, 潰瘍形成なし

### E. 他の治療法との併用

MEEK 植皮と様々な治療方法の併用により, 皮膚欠損創に対する治療の選択肢が広がる.

#### 1) NPWT との併用

植皮の際に, 残存潰瘍に対して NPWT(negative pressure wound therapy:局所陰圧閉鎖療法)を併用することがある. 植皮部と残存潰瘍が混在している場合, 植皮部も NPWT の治療範囲に含まれる. MEEK 植皮の場合は MEEK ガーゼ上に NPWT のフォームを置くことになるが, MEEK ガーゼは血液を通さないため, ドレナージ不足による血腫形成のリスクがある. NPWT と MEEK 植皮を併用する場合, MEEK ガーゼにドレナージ孔を開ける, もしくは MEEK ガーゼを分割して隙間をあけて移植をするなど, 十分なドレナージができる状態にする工夫が必要である. また, NPWT のフォームを除去する際にフォームと MEEK ガーゼが固着することがあるため, 非固着性ガーゼを介在させた方がよい.

#### 2) ジェイス®との併用

自家培養表皮の生着率向上には高倍率分層植皮の併用が有用である. 網状植皮との併用[4)5)]や MEEK 植皮との併用[14)]の有効性に関する報告が

ある. 網状植皮の上には直接ジェイス®を移植できるため, ジェイス®と高倍率網状植皮の同日併用が可能である. 一方, MEEK 植皮の場合は MEEK ガーゼごと移植するため, 同日その直上にジェイス®を移植することができない. そのため, ジェイス®と MEEK 植皮を併用する場合は, ジェイス®移植の事前に高倍率 MEEK 植皮を行い, MEEK ガーゼを除去した後にジェイス®を移植する.

**症例 2**:成人男性

機械の爆発により広範囲熱傷(TBSA 84%)を受傷した(図 9). 受傷当日に初回のデブリードマンとジェイス®製造用の採皮を行い, 受傷 1 週間以内にほぼ全ての焼痂を除去した. デブリードマンの際に健常部位から採皮し, 大きな植皮片は 6 倍網状植皮に, 小さな植皮片は 6 倍 MEEK 植皮に使用した. ジェイス®完成後, 事前に 6 倍網状または 6 倍 MEEK 植皮を行った部位には直接ジェイス®を移植し, 事前に植皮をしていない部位には 6 倍網状植皮とジェイス®移植を同時に行った. 全身に移植したジェイス®の生着は良好で, 受傷後 4 か月時点では小潰瘍が点在するのみでほとんどの範囲で上皮化が観察された.

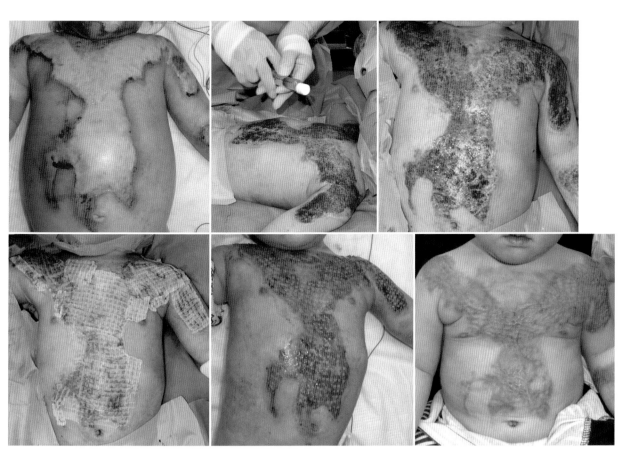

図 10. 症例 3（胸部）：RECELL® と MEEK 植皮との併用
a ：術前．デブリードマン＋人工真皮移植を施行
b ：初回術後 15 日．感染徴候なく，良好な肉芽形成あり
c ：初回術後 15 日．RECELL® を施行
d ：初回術後 15 日．4 倍 MEEK 植皮を施行
e ：植皮術後 7 日．MEEK 植皮は生着良好
f ：植皮術後 2 か月．潰瘍形成なし

### 3）RECELL® との併用

RECELL® 自家細胞採取・非培養細胞懸濁液作製キットは，本邦では 2022 年より熱傷診療において使用可能となった．患者から採取した皮膚を専用のキットにより細胞レベルに分離し，自家細胞懸濁液を作成する．使用した皮膚の 80 倍の面積が治療対象となり，自家細胞懸濁液を創部に噴霧することで，角化細胞，色素細胞，線維芽細胞など皮膚の再生に必要な細胞が均一に生着する．自家細胞懸濁液を移植床に噴霧した後は，一次ドレッシングとしてエスアイ・メッシュ® などの孔が小さい非固着性ガーゼで被覆する．

**症例 3**：1 歳，男児

熱湯により前胸部熱傷を受傷した（図 10）．機能・整容・成長への影響を考慮し，熱傷創の早期創閉鎖を目指すとともに採皮による犠牲を最小限とする治療方法を行う方針とした．毛髪が伸びれば創部が目立たなくなる頭部から分層で採皮し，小さな採皮片も有効利用かつ効率的に拡張できるよう 4 倍 MEEK 植皮を選択した．さらに植皮片の間隙の早期上皮化を目指すため，RECELL® の使用を選択した．頭部から採取した皮膚を MEEK 植皮片カッターと RECELL® で加工した．自家細胞懸濁液を移植床に噴霧後，非固着性ガーゼの代わりに拡張した植皮片が接着した MEEK ガーゼで被覆し固定した．MEEK 植皮の生着は良好で間隙も早期に上皮化，採皮創も毛髪が伸びて目立たなくなった．

## おわりに

　分層植皮における植皮片の拡張は，少ない採皮量を用いて効率的に広範囲の創閉鎖を行う方法である．採皮範囲が限られる症例の救命のために，また採皮による機能・整容・成長への影響を最小限にするために有用である．症例ごとに適切な治療法を選択し，植皮片拡張に伴う欠点を補うために様々な治療法を組み合わせるなどの工夫が重要である．

### 参考文献

1) Tanner, J. C., et al.：The mesh skin graft. Plast Reconstr Surg. **34**：287-292, 1964.
　Summary　網状植皮に関する初めての文献．
2) Peeters, R., et al.：The mesh skin graft-true expansion rate. Burns. **14**：239-240, 1988.
　Summary　実際の網状植皮片拡張率は，1：1.5設定で1.2倍，1：3設定で1.5倍である．
3) Matsumura, H., et al.：Application of the cultured epidermal autograft"JACE®"for treatment of severe burns：Results of a 6-year multicenter surveillance in Japan. Burns. **42**：769-776, 2016.
　Summary　自家培養表皮移植により広範囲熱傷の生存率は向上した．
4) Sood, R., et al.：Cultured epithelial autografts for coverage of large burn wounds in eighty-eight patients：the Indiana University experience. J Burn Care Res. **31**：559-568, 2010.
　Summary　自家培養表皮と高倍率網状分層植皮の併用は有用である．
5) Braye, F., et al.：Widely meshed autograft associated with cultured autologous epithelium for the treatment of major burns in children：report of 12 cases. Eur J Pediatr Surg. **10**：35-40, 2000.
　Summary　高倍率網状分層植皮と自家培養表皮移植の併用は有用である．
6) Meek, C. P.：Successful microdermagrafting using the Meek-Wall microdermatome. Am J Surg. **96**：557-558, 1958.
　Summary　MEEK植皮に関する初めての文献．
7) Kreis, R. W., et al.：Widely expanded postage stamp skin grafts using a modified Meek technique in combination with an allograft overlay. Burns. **14**：239-240, 1988.
　Summary　MEEK植皮に重要な接着剤の開発に関する文献．
8) Lumenta, D. B., et al.：Comparison of meshed versus MEEK micrografted skin expansion rate：claimed, achieved, and polled results. Plast Reconstr Surg. **128**：40e-41e, 2011.
　Summary　網状植皮とMEEK植皮の植皮片拡張率を比較，MEEK植皮の方が広範囲を被覆できる．
9) Kamolz, L. P., et al.：The real expansion rate of meshers and micrografts：things we should keep in mind. Ann Burns Fire Disasters. **26**：26-29, 2013.
　Summary　網状植皮とMEEK植皮の実際の植皮片拡張率を比較，1：3設定のMEEK植皮の植皮片拡張達成率は99.8%である．
10) Rode, H., et al.：Experience and outcomes of micrografting for major paediatric burns. Burns. **43**：1103-1110, 2017.
　Summary　1：3設定のMEEK植皮の植皮片拡張達成率は85.5～99.8%である．
11) Lee, S. Z., et al.：Outcome of the modified Meek technique in the management of major pediatric burns. Ann Plast Surg. **81**：295-301, 2018.
　Summary　MEEK植皮の植皮片拡張率は優れている．
12) Almodumeegh, A., et al.：The MEEK technique：10-year experience at a tertiary burn centre. Int Wound J. **14**：601-605, 2017.
　Summary　MEEK植皮は広範囲熱傷の治療に有用である．
13) Marwan, A. N., et al.：Comparative study between skin micrografting(Meek technique) and meshed skin grafts in paediatric burns. Burns. **48**：1632-1644, 2022.
　Summary　MEEK植皮は，長い採皮片を必要とせず，植皮片がつながっていないため一部が感染しても伝播せず植皮片全体の脱落を回避できる．
14) Menon, S., et al.：The use of the MEEK technique in conjunction with cultured epithelial autograft in the management of major paediatric burns. Burns. **39**：674-679, 2013.
　Summary　MEEK植皮と自家培養表皮移植の併用は有用である．

PEPARS No.205：47-56，2024

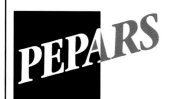

◆特集／植皮のすべて，教えます

# 同種植皮術と
# スキンバンクネットワーク

副島一孝[*1] 青木 大[*2]

**Key Words**：凍結保存皮膚(cryopreserved allograft；CPA)，グリセロール保存皮膚(glycerol preserved allografts；GPA)，拒絶反応(rejection)，抗原性(antigenicity)，死亡率(mortality)

**Abstract** 同種皮膚(allograft)はヒトから採取された皮膚であり，初めて熱傷治療に使用されてから140年以上の歴史がある．その間に，長期保存法が確立し，世界的にスキンバンクが整備され広範囲熱傷創の治療において一時的創閉鎖のgold standardとされている．同種皮膚の熱傷治療における役割は，① 深達性Ⅱ度熱傷創(deep dermal burn；DDB)に対する上皮化促進効果，② 広範囲Ⅲ度熱傷創の焼痂切除後の一時的被覆と植皮のための移植床準備，③ 自家培養表皮移植のための移植床の真皮構築である．

日本スキンバンクネットワークは同種皮膚の採取，保存，管理，供給を行っており，保存は凍結保存を行っている．杏林大学と日本医科大学に設置されたスキンバンクから発展した東京スキンバンクネットワークと近畿スキンバンクが統合し，2009年に一般社団法人 日本スキンバンクネットワーク(JSBN)が設立され，現在80の加盟施設で運営している．

## はじめに

皮膚移植について，皮膚提供者と患者の関係に注目すると自家移植と他家移植に分類される．自家移植が患者本人から採取した皮膚を本人に移植する方法であるのに対して，他家移植は患者本人以外から採取した皮膚を移植する方法であり，同種移植(homograft)と異種移植(heterograftあるいはxenograft)がある．同種移植(homograft)はヒトから採取した皮膚を移植する方法であり，更に遺伝子が同じ個体(一卵性双生児)より移植される同種同型移植(isograft)とそれ以外から移植さ

れる同種異型移植(allograft)に分類される．異種移植はヒト以外の動物から採取した皮膚を移植する方法である．同種植皮は広範囲熱傷創の治療において一時的創閉鎖のgold standardとされており，本邦でも一般社団法人 日本スキンバンクネットワーク(Japan Skin Bank Network；JSBN)により凍結保存同種皮膚の保存と供給が行われている．本稿は，同種皮膚移植について前半で副島がその総論を概説し，後半で青木が日本スキンバンクネットワークの詳細について述べる．

## 同種皮膚移植

### 1．同種皮膚の保存方法

同種皮膚は更に新鮮皮膚と保存皮膚に分類される．新鮮皮膚は家族などから採取される生体皮膚と屍体より採取される屍体皮膚があり，1881年にGirdnerが行った同種皮膚移植の最初の臨床例は新鮮屍体皮膚を熱傷患者に移植したものであった[1]．現在では，未知の感染症のリスクは完全に

[*1] Kazutaka SOEJIMA，〒173-8610 東京都板橋区大谷口上町30-1 日本大学医学部形成外科，教授／一般社団法人日本スキンバンクネットワーク，専務理事
[*2] Dai AOKI，〒113-0033 東京都文京区本郷1-4-6 ヴァリエ後楽園503 一般社団法人日本スキンバンクネットワーク，理事／チーフコーディネーター

は払拭されていないが，既知の感染症のスクリーニングを厳密に行った保存皮膚の使用が主体である．保存同種皮膚の最初の臨床使用は1937年のFilatovらの報告であり，屍体皮膚を数日間冷蔵保存し様々な皮膚疾患に移植した[2]．凍結保存同種皮膚の臨床使用の初めての報告は1945年のStrumiaであり[2]，血漿に浸して−20〜−25℃で凍結保存した皮膚を3例の熱傷患者に移植し80%以上の一時的生着が得られたとし，skin bankingの可能性を示唆した．組織は凍結すると細胞内の水分が膨張して傷害されるので，凍結しても体積が変化しない液体に置換する必要がある．その目的に使用されるのが凍結保護剤であり，1964年にLehrら[3]によりグリセリンとDMSO（dimethyl sulfoxide）の2種が最も良好な成績であることが示され，また緩徐に凍結し急速に解凍する現在の皮膚凍結保存法が確立された．冷蔵保存（+4℃）では皮膚のviabilityは3〜4日程度しか持続しないとされるが，低温で保存すると皮膚の代謝が低下するので，−80℃で数か月間，液体窒素（−180℃）内では数年以上の保存が可能となる[4]．皮膚の保存方法には凍結保存の他に85%グリセロールの高濃度溶液による冷蔵保存法（+4℃）がある．凍結保存された皮膚（cryopreserved allograft；CPA）はviableな皮膚であり，生理活性物質の放出や一時的生着が得られる[5]．グリセロール保存皮膚（glycerol preserved allografts；GPA）はnon-viableな皮膚であり，皮膚としての構造を保つbiological dressing材として用いられる一方で，一時的生着（revascularization）もするとされ[6]，自家培養表皮の移植床形成にも用いられる[1]．CPAとGPAの優劣については，臨床使用でも動物実験モデルでもアウトカムに有意差はないと報告されており議論が続いている[7][8]．本邦の日本スキンバンクネットワークおよび米国のスキンバンク（the American Association of Tissue Bank；AATB）はCPAを欧州のスキンバンク（Euro Skin Bank）はGPAを採用している[1][4]．

## 2．同種皮膚移植後の拒絶反応

同種皮膚は創面に移植されると，一時的に自家植皮と同様の機序で生着過程（revascularization）をたどるが，最終的には免疫現象により拒絶脱落する．新鮮同種皮膚が移植されると6〜7日で拒絶反応が始まり，移植皮膚は浮腫状となり，その後表皮から脱落し，真皮は少し遅れて拒絶される．これは，表皮の方が抗原性が強く早期に拒絶されるが，真皮は抗原性が低く一時的に生着するためである．CPAでは抗原性が低下するので，生着期間が10〜14日に延長するとされる[9]．また，重症熱傷患者では免疫能の低下により同種皮膚の拒絶が更に遅くなるとされる[10][11]．また，GPAはCPAよりも更に抗原性が低下しているとされる[4]．なお，遺伝子的に完全に同じ一卵性双生児間でのisograftは長期生着することが示されている[12]．また，Wendtらは6名の腎移植患者に2×2 cmの分層皮膚移植を行ったところ，免疫抑制剤を継続している限り100%生着し続け，5年後に免疫抑制剤を中止した1例で拒絶脱落したことを報告している[13]．

同種皮膚の拒絶反応の機序としては，表皮基底層のランゲルハンス細胞が抗原提示細胞として機能するとされるが，機序の詳細はまだ議論が続いている．

## 3．熱傷治療における同種皮膚

前述したように，1881年にGirdnerが初めて熱傷治療に同種皮膚（新鮮屍体皮膚）移植を施行して以来140年以上の間，同種皮膚は熱傷治療に使用されてきた．そして，皮膚の長期保存法が確立されて，1970〜1980年代に世界的にスキンバンクが整備され，同種皮膚の重症熱傷患者治療への臨床使用が推進されてきた．本邦でのスキンバンクについては後述する．

同種皮膚の熱傷治療における役割は，① 深達性Ⅱ度熱傷創（deep dermal burn；DDB）に対する上皮化促進効果，② 広範囲Ⅲ度熱傷創（deep burn；DB）の焼痂切除後の一時的被覆と植皮のための移植床準備に加えて，③ 自家培養表皮移植の

ための移植床の真皮構築がある[7].

## A．DDB の同種皮膚による治療

1967 年に Miller は II 度熱傷創の CPA による最初の治療例を報告した[14]．21 例の II 度熱傷症例（15〜50% TBSA）に対して受傷後 6〜36 時間に，DDB の創面を物理的デブリードマン（水疱および壊死した表皮の除去と洗浄）のみをベッドサイドで無麻酔で行い CPA を貼付した．その結果，創部の疼痛は直ちに消失し，48〜96 時間後には CPA は一時的に生着しているかのようにピンク色の色調となり，8〜17 日で創面の上皮化に伴い自然脱落した．一方，浅達性 II 度熱傷創（superficial dermal burn；SDB）に貼付された CPA は一時的生着はせずに 5 日以内に脱落した．II 度熱傷創を同種皮膚により治療を行う際には，受傷から 3 日以内であれば外科的デブリードマンは行わず，物理的デブリードマンのみで治癒が得られ，それにより健常真皮の不必要な切除と肥厚性瘢痕形成を回避できる[15]．また，CPA と GPA による II 度熱傷創の治療効果には有意な差はないとの報告が見られる[16].

近年，欧州を中心に使用されている化学的デブリードマン製剤（Nexobrid®，MediWound Ltd.，Israel）により DDB の真皮表層の壊死組織の選択デブリードマンが可能となり，デブリードマン後の創面の同種皮膚による治療が推奨されている[17]．本邦でも 2020 年にネキソブリット®（科研製薬）が薬事承認されたが，日本スキンバンクネットワーク（JSBN）は救命を目的として使用する場合に供給可能としている．

## B．広範囲 DB の焼痂切除後の同種皮膚による治療

広範囲 DB の焼痂（熱傷壊死組織）切除後に同種皮膚で一時的創閉鎖を行うことで，疼痛軽減効果，体液・体温の保持効果が得られ，移植床準備にも有用であり生存率の改善への寄与が期待される[7]．また，自家高倍率メッシュグラフトあるいはパッチグラフトの上に同種皮膚を貼付することにより速やかな創治癒が得られる．本邦では混合植皮（intermingled skin graft）と呼称されるが，多くの文献では Sandwich Grafting Technique と記述され[7]，CPA よりも GPA で良好な結果が得られるとされる．これは，GPA の方が抗原性が低く炎症が少ないためとされている．

同種皮膚による死亡率の改善については，明らかなエビデンスはまだない[18]．2005 年に Kobayashi らは東京都熱傷連絡協議会の 1983〜2003 年の 6,988 例の入院熱傷患者のデータを検討し，1995 年より死亡率の低下傾向が見られることを 1994 年に設立された東京スキンバンクネットワークの影響と考察している[19]．2018 年に Choi らは韓国の 4 施設で検討したところ 30% TBSA 以上の熱傷患者では同種皮膚移植により死亡率の有意な改善が得られたとしているが[20]，2019 年の Paggiaro らによる meta-analysis では，多くの文献で症例数が少なく，また対象患者の熱傷面積にばらつきが大きく，DDB と DB への使用例が混在していたことを理由に，同種皮膚移植の優位性は明らかにはならなかった[21]．一方で，2019 年に Sheckter らは，全米で 20〜50%TBSA の熱傷患者について同種皮膚移植による治療成績を検討したところ，同種皮膚移植の使用により手術回数の増加，入院期間の延長，医療コストの増加を招き，生存率は低下したとしている[22].

## C．自家培養表皮移植（CEA；cultured epithelial autograft）のための移植床の真皮構築

1975 年に Green らによりヒト表皮培養法が確立され[23]，1981 年に O'Connor らにより初めて重症熱傷患者に対して自家培養表皮が臨床使用された[24]．しかし，当初は III 度熱傷創の焼痂切除後の真皮成分を欠いた全層皮膚欠損創に自家培養表皮が移植されたので，その生着率は芳しくなかった．それに対して，1986 年に Cuono らは，焼痂切除後の全層皮膚欠損創に CPA を行い，表皮が拒絶脱落した後の同種真皮上に CEA を行う方法を報告した[25]．凍結保存により抗原性の低下した同種皮膚を免疫能が低下した重症熱傷患者に移植すると生着期間が延長することと，表皮よりも抗

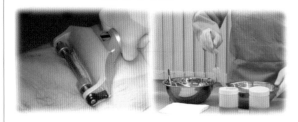

① 採取

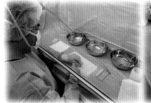

② 保存作業

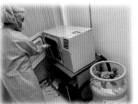

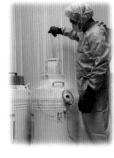

③ 管理

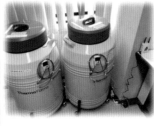

④ 供給

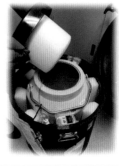

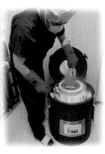

図 1. スキンバンクのプロセス

原性が低い真皮の生着期間が長い現象を利用したものである．2010 年に Sood は 1990 年から 18 年間に 88 例の熱傷患者に対して本法による CEA を行い，その生着率は 72.7％であったと報告している[26]．本邦でも 2009 年に自家培養表皮 JACE®（J-TEC 社）が広範囲熱傷治療に保険収載されたが，Ⅲ度熱傷創の焼痂切除後の全層皮膚欠損創には同種皮膚あるいは人工真皮による真皮構築を前提としている．2016 年に Matsumura は本邦における 100 施設以上での治療成績を検討し，Cuono の方法で行われた CEA の移植後 4 週間後の生着率は 66％であったとしている[27]．Sood らの報告と比較して，本邦の成績が劣る理由として，Sood らは米国での同種皮膚の豊富な供給を背景に，1 回目の同種皮膚移植後平均 30.6 日後に CEA を行うまでに，平均 4.9 回同種皮膚メンテナンス手術（貼り替え）を行っており，CEA 時の同種真皮の viability の差に起因すると推測されている．

## スキンバンク

### 1．スキンバンクとは

同種皮膚（allograft）は最も生体に近い材料である．スキンバンクとはヒトから得られたこの同種皮膚を長期間保存するシステムで，前述したように日本スキンバンクネットワークでは CPA を選択しており，凍結保護剤には DMSO を使用している．スキンバンクネットワークの業務は主に採取，保存，管理，供給の 4 つの大切なプロセスからなる．すべてのプロセスに標準作業手順書（SOP）に準拠したクオリティコントロールが実施されており，的確な保存供給の実施とすべての課程が書面によって記録されている（図 1）．

以下では，我が国唯一の同種皮膚の採取，保存，管理，供給を行っている日本スキンバンクネットワークの歴史や活動と役割について述べる．

### 2．我が国のスキンバンクの歴史

1991 年 10 月に田中らが米国クック郡立病院熱

**表 1.** 日本スキンバンクの歴史

| | |
|---|---|
| 1991 年 | 杏林大学，日本医科大学にスキンバンクシステムを導入 |
| 1993 年 | 近畿スキンバンク設立 |
| 1994 年 | 東京スキンバンクネットワーク設立(13 施設) |
| 2001 年 | 参加施設が関東近郊へと広がる(31 施設) |
| 2003 年 | 北海道，東北，九州地域からも参加(42 施設) |
| 2004 年 | 近畿スキンバンク・東京スキンバンクネットワークが統合し，日本スキンバンクネットワークへ改名(53 施設) |
| 2006 年 | 特定非営利活動法人(NPO 法人)となる |
| 2009 年 | NPO 法人から一般社団法人へ |
| 2015 年 | 活動一時停止 |
| 2016 年 8 月 | シッピング活動再開 |
| 10 月 | 限定地域にて採皮活動再開(コーディネーター 1 名) |
| 2017 年 4 月 | コーディネーター 2 名体制となる |
| 2018 年 | 採皮活動エリアを徐々に拡大 |
| 2020 年 | コーディネーター入退職により活動エリア変更 |

加入施設：80 施設(2023 年 4 月 1 日現在)

傷センターのスキンバンクシステムを杏林大学医学部付属病院救命救急センター内に導入し，我が国初のスキンバンクを設立，ほぼ同時に日本医科大学付属病院にもスキンバンクが設立され，以降東京ではこの 2 施設を中心に 2 年間で 70 例近いドナーから皮膚の供与が行われた．その後，1994 年 3 月よりスキンバンクが東京近郊の広範囲熱傷治療施設全体(13 施設)に拡大され，多施設型の東京スキンバンクネットワークシステムを構築した．2004 年には，近畿地域で主に活動を行っていた近畿スキンバンクと統合し，2006 年には NPO 法人格を取得，2009 年には一般社団法人 日本スキンバンクネットワーク(JSBN)となり活動範囲を拡大してきたが，2015 年に人員的，経済的事情で一時活動を停止する事態となった．約 1 年間の休止期間を経て 2016 年 8 月より新たな体制を構築し活動を再開した．徐々に活動範囲を広げ，現在 80 参加施設により我が国の熱傷施設をカバーできるスキンバンクネットワークとして成長するに至った(表 1)．

## 3．スキンバンクのプロセス

### A．皮膚の採取

スキンバンクでは同種皮膚のクオリティを常に一定基準以上に維持するために，ドナー(提供者)からの皮膚の提供に厳しい制限を設けている．その基準は「日本熱傷学会スキンバンクマニュアル 2018 年度版」[28]，また 2002 年に日本組織移植学会が作成したガイドラインを遵守している．皮膚の採取は皮膚の viability や細菌感染の観点から心停止後 12 時間以内に行うようにしている．採取される同種皮膚の厚さは 15/1,000 インチ前後で，採取部位は主に胸腹部，上肢，背部，殿部，大腿部で，家族の希望により採取範囲を決定している．

### B．皮膚の保存作業

採取した皮膚は抗生物質入りの生理食塩水でよく洗浄し，可能な限り清浄な状態としたのち，抗生物質入りの保存液につけ，4℃の冷蔵庫に一晩保存し凍結保存液を浸透させる．保存される皮膚は採取部位別に 4～6 ブロックに分け細菌・真菌検査を施行する．採皮から 72 時間以内にクリーンベンチ内にて凍結保護剤 DMSO を用い，シリコンメッシュシート上に 7.5×15 cm(約 100 cm²)の広

さで皮膚を広げ，3つ折りにしてフリージングパック内に二重にパッキングにした後プログラミングフリーザーで段階的に−1℃/min で−90℃まで凍結し，最終的に液体窒素タンク内にて−196℃で保存する。

### C．皮膚の管理

凍結した皮膚は容器ごとキャリアーに収納し，液体窒素タンクに入れ，−196℃で長期間保存する。保存期間中に細菌検査その他スクリーニング検査すべてが揃い，あらかじめ規定された基準を満たせば他施設へ供給可能となり，供給連絡まで待機することとなる。この状態で5年間の保存が可能とされる。保存期間中は液体窒素タンク保管環境をはじめ，保存状態を持続的にモニターし安全を担保している。

### D．皮膚の供給

同種皮膚を使用できる基準は，熱傷治療専門施設に入院した熱傷症例で，同種屍体皮膚移植が必要と考えられる重症症例(熱傷指数10以上またはDDB以上で15%以上の広範囲熱傷患者)である[28]。

しかし適応基準外であっても熱傷施設からの特別な要望がある場合，JSBN 理事会で検討し，人命救助の観点から可能なかぎり皮膚を供給することがある。また同種皮膚を移植後，事務局に結果を報告する。同種皮膚の生着率とともに細菌感染の有無や合併症などの報告は，皮膚のクオリティコントロールの上で極めて重要である。

皮膚の搬送方法は主に液体窒素入りのタンクで搬送する。皮膚は液体窒素入りのタンク中で液体窒素に浸漬したまま手術室に搬送し，使用直前に37℃の温水で急速解凍する。解凍後，清潔操作にてパックから取り出し，減菌生理食塩水で凍結保護剤を数回洗い流して使用する。そのままシート状でも網状にメッシュ処理した後でも植皮可能である。一度解凍した皮膚は減菌生理食塩水に浸したガーゼに包み4℃の冷蔵庫に保存した場合，7日以内であれば同じ患者に使用できる。ただし，この場合は皮膚が拒絶脱落する時期は前回の植皮の時よりも早くなると報告されている。これは初回

の移植により産生された抗体によって，より強い拒絶反応が惹起されるためであると考えられている。また，解凍した皮膚の再凍結は行わない。

### 4．日本スキンバンクネットワークの現況

人員的，経済的な種々の事情により 2015 年に一旦活動を停止したが，2016 年8月より本格的にスキンバンク活動を再開し，2018 年4月より東京医科大学八王子医療センターへバンク拠点を移動し徐々に活動エリアを拡大してきた。

現在，コーディネーターは2名，事務局長，事務局員の4名が在籍している。

### A．採皮活動

現在の採皮活動エリアは，関東圏の JSBN 加入施設および東海地方の同一施設内，さらに承諾作業協力が頂ける移植コーディネーターが在籍する地域の一部病院からのドナー情報に対応している。また採皮はこの地域の加入施設医師の協力によってなされている。

2020 年より COVID-19 感染拡大により，ドナー数は減少したものの徐々に回復しつつある。2016〜2022 年までに提供に至った症例は 41 件，1801.5 単位(1単位 100 cm$^2$)を採皮・凍結保存した(図2)。

### B．供給活動

供給に関しては，これまで通り全国 80 加入施設へ随時実施しており，2016〜2022 年までに 89 人に対し 1624.65 単位をシッピングし移植に至っている(図3)。レシピエントの年齢は2〜95歳(平均55.86歳)，BI は 11〜97(平均 50.74)だった。COVID-19 感染拡大で減少したが，ここ3年は横ばいであった。

### C．コロナ禍での活動

2020 年より COVID-19 感染拡大により活動が制限される事態となった。

特に採皮活動においては，医療機関における制限，ドナー適応基準の変更，入院患者における面会制限による看取りの変化などにより，ドナー数が減少した。また，医療機関を訪問しての医療従事者に対する普及啓発活動，イベントなどでの一

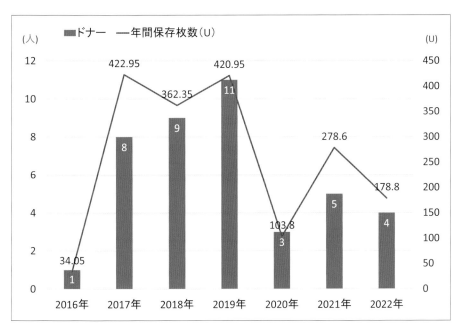

図 2. ドナー数・保存単位の推移（2016～2022 年）

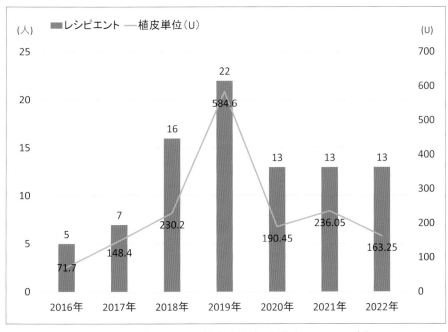

図 3. レシピエント数・植皮単位数の推移（2016～2022 年）

般普及啓発活動も制限された.

　この状況においても活動を継続するため，デジタルデバイスを用いた活動を実施した．一般向けの啓発活動としては，当法人ホームページを全面リニューアル，スマートフォンにも対応するレスポンシブデザイン化した．スキンバンクの活動に関してわかりやすい表現や見やすい表示に変更し，より一層の理解が得られる内容とした．（https://jsbn.jp）

　また医療従事者向けの啓発活動としては，スキンバンク加入施設を対象とし，同種皮膚の使用方法や解凍方法，書類説明など，動画を作成した.

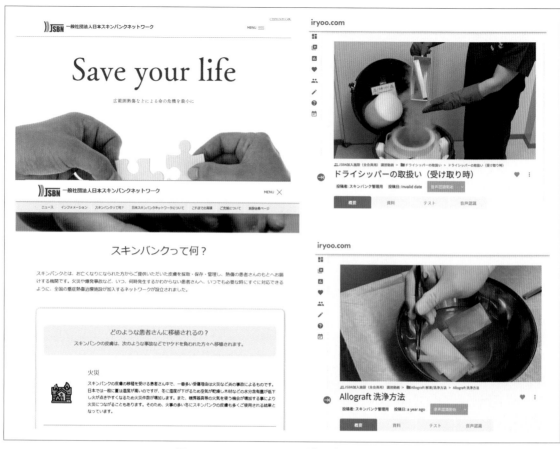

**図 4.** JSBN ホームページ/会員専用ページ

専用サイトに掲載することにより 24 時間いつでも確認できるシステムを構築した．今後もコンテンツを充実させることによりポストコロナ禍においても，有用なツールとなるであろう（図 4）．

## 5．日本スキンバンクネットワークの課題と今後の役割

2016 年の活動再開後は，同種皮膚供給の依頼に対し，全例に出庫することができている．上記実績からも，重傷熱傷患者は一部地域に限局せず，全国的に発生する可能性が高く，国民の誰もが享受されるべき治療手段であることからその需要は高い．

しかしながら，我が国で 1 か所しかないスキンバンクにとって，現状での課題は，① 1 度に出庫できる同種皮膚在庫数は 100〜300 単位である，② ドナー数の不足，③ マンパワーの不足，④ 安定した財政基盤の整備が挙げられる．

さらに，災害時など多数の熱傷患者が発生した場合，欧米の試算では約 10,000 単位必要とも言われており，想定する同種皮膚需要に対し，現在のドナー数での保存単位数の推移からも，現在のバンキングシステムでは，大規模災害時に役割を担うことは不可能である．

以上より，大規模な災害時に耐え得るバンクの課題としては，① ドナー数の倍増，② バンク施設の複数分散化，搬送ルートの確保，③ マンパワーの充実化が挙げられる．

これを実現するために，JSBN は今後もさらに activity を高め，より一層の安定供給を目指す．さらに，いつ発生するか誰しもわからない万が一の事態に備え，ドナー数の増加，協力施設の充実化を含む公的機関への移行による経済的支援，対策も急務である．最も大事なことは今後スキンバンクの存在を多くの方に知って頂き，市民の方々か

ら支援を頂くことである.

**参考文献**

1) Pianigiani, E., et al.：Skin bank organization. Clin Dermatol. **23**(4)：353-356, 2005.
   Summary スキンバンクの歴史に関する総論的論文.

2) Strumia, M. M., Hodge, C. C.：Frozen human skin grafts. Ann Surg. **121**(6)：860-865, 1945.
   Summary 初めて凍結保存した皮膚を熱傷治療に使用した論文.

3) Lehr, H. B., et al.：Freezing and thawing of large organs. Cryobiology. **1**(2)：194-197, 1964.
   Summary 現在の皮膚凍結保存法を確立した論文.

4) Ben-Bassat, H., et al.：How long can cryopreserved skin be stored to maintain adequate graft performance? Burns. **27**(5)：425-431, 2001.

5) Burd, A., et al.：Allogenic skin：transplant or dressing? Burns. **28**(4)：358-366, 2002.

6) Burd, A.：Glycerolised allogenic skin：transplant or dressing? A medico-legal question. Burns. **28**(suppl 1)：S34-S39, 2002.

7) Wang, C., et al.：Clinical applications of allograft skin in burn care. Ann Plast Surg. **84**(3S Suppl 2)：S158-S160, 2020.
   Summary 同種皮膚による熱傷治療に関する総論的論文.

8) Yoon, C., et al.：Comparison between cryopreserved and glycerol-preserved allografts in a partial-thickness porcine wound model. Cell Tissue Bank. **17**(1)：21-31, 2016.

9) Andreassi, A., et al.：Classification and pathophysiology of skin grafts. Clin Dermatol. **23**(4)：332-337, 2005.

10) Burke, J. F., et al.：Temporary skin transplantation and immunosuppression for extensive burns. N Engl J Med. **290**(5)：269-271, 1974.

11) Burke, J. F., et al.：Immunosuppression and temporary skin transplantation in the treatment of massive third degree burns. Ann Surg. **182**(3)：183-197, 1975.

12) Brown, J. B.：Homografting of skin：with report of success in identical twins. Surgery. **1**：558, 1937.

13) Wendt, J. R., et al.：Long-term survival of human skin allografts in patients with immunosuppression. Plast Reconstr Surg. **113**(5)：1347-1354, 2004.

14) Miller, T. A., et al.：Early homografting of second degree burns. Plast Reconstr Surg. **40**(2)：117-125, 1967.
   Summary 初めてⅡ度熱傷創を同種皮膚で治療した論文.

15) Eldad, A., et al.：Cryopreserved cadaveric allografts for treatment of unexcised partial thickness flame burns：clinical experience with 12 patients. Burns. **23**(7-8)：608-614, 1997.

16) Vloemans, A. F., et al.：A historical appraisal of the use of cryopreserved and glycerol-preserved allograft skin in the treatment of partial thickness burns. Burns. **28**(suppl 1)：S16-S20, 2002.

17) Hirche, C., et al.：Eschar removal by bromelain based enzymatic debridement(Nexobrid®)in burns：European consensus guidelines update. Burns. **46**(4)：782-796, 2020.

18) 佐々木淳一ほか：熱傷診療ガイドライン[改訂第3版]. 熱傷. **47**(Suppl.)：S1-S108, 2021.

19) Kobayashi, K., et al.：Epidemiological and outcome characteristics of major burns in Tokyo. Burns. **31**(suppl 1)：S3-S11, 2005.
   Summary 東京都熱傷連絡会の20年の歴史の集大成.

20) Choi, Y. H., et al.：Cadaver skin allograft may improve mortality rate for burns involving over 30% of total body surface area：a propensity score analysis of data from four burn centers. Cell Tissue Bank. **19**(4)：645-651, 2018.

21) Paggiaro, A. O., et al.：Is allograft skin, the gold-standard for burn skin substitute? A systematic literature review and meta-analysis. J Plast Reconstr Aesthet Surg. **72**(8)：1245-1253, 2019.
   Summary 同種皮膚移植による熱傷治療についてのmeta-analysis.

22) Sheckter, C. C., et al.：The impact of skin allograft on inpatient outcomes in the treatment of major burns 20-50% total body surface area-A propensity score matched analysis using the nationwide inpatient sample. Burns. **45**(1)：146-156, 2019.
   Summary 中範囲熱傷症例における同種皮膚移植による害を検討した論文.

23) Rheinwald, J. G., Green, H. : Serial cultivation of strains of human epidermal keratinocytes : the formation of keratinizing colonies from single cells. Cell. **6**(3) : 331-343, 1975.
　Summary　ヒト表皮培養法を確立した論文.

24) O'Connor, N. E., et al. : Grafting of burns with cultured epithelium prepared from autologous epidermal cells. Lancet. **1**(8211) : 75-78, 1981.
　Summary　世界で初めて広範囲熱傷への自家培養表皮移植を行った報告.

25) Cuono, C., et al. : Use of cultured epidermal autografts and dermal allografts as skin replacement after burn injury. Lancet. **1**(8490) : 1123-1124, 1986.
　Summary　自家培養表皮移植のための同種皮膚による真皮構築法を報告した論文.

26) Sood, R., et al. : Cultured epithelial autografts for coverage of large burn wounds in eighty-eight patients : the Indiana University experience. J Burn Care Res. **31**(4) : 559-568, 2010.
　Summary　Cuono 法による自家培養表皮移植手技のバイブル的論文.

27) Matsumura, H., et al. : Application of the cultured epidermal autograft "JACE®" for treatment of severe burns : Results of a 6-year multicenter surveillance in Japan. Burns. **42**(4) : 769-776, 2016.
　Summary　本邦における自家培養表皮移植の6年間の成績のまとめ.

28) 松村　一ほか：日本熱傷学会スキンバンクマニュアル　2018 年度版. 熱傷. **45**(1)：46-60, 2019.

PEPARS　No.205：57-64, 2024

◆特集／植皮のすべて，教えます

# 人工真皮活用の最前線

森本　尚樹*

**Key Words**：二層性人工真皮（bilayer artificial dermis），単層性人工真皮（single layer dermal template），塩基性線維芽細胞増殖因子（bFGF；basic fibroblast growth factor），持続陰圧閉鎖療法（NPWT；negative pressure wound therapy），真皮様組織（dermis-like tissue），再生医療（regenerative medicine）

**Abstract**　　現在までの二層性人工真皮の臨床成績についての文献レビューを行った．二期的植皮は人工真皮貼付後2週間から4週間で実施されており，感染，不生着などの合併症が人工真皮貼付症例の10%以上であるとされている．二期的植皮を行う目的は植皮片の瘢痕拘縮抑制，質的改善のためと報告されている．しかし，二期的植皮における植皮片の瘢痕化抑制，拘縮抑制効果は製品によっては短期的には見られるものの，術後1年程度経過すると有意な改善があるとは証明されていない．近年，人工真皮の真皮様組織の形成を向上させるため，NPWT（持続陰圧閉鎖療法）やbFGF（塩基性線維芽細胞増殖因子）との併用が行われており，感染などの合併症の抑制，二期的植皮までの待機時間の短縮，植皮生着率の向上が報告されている．

## 人工真皮とは

本邦で承認されている人工真皮は，二層性人工真皮は，動物由来コラーゲンスポンジとシリコーン層の二層構造となっているが，それぞれのコラーゲン層を単層にしたものも発売されている[1]（表1）．コラーゲン層の厚みは製品によって異なり，0.8 mm～3 mmであり，母床から毛細血管や線維芽細胞が侵入し，基材が吸収され，2週間から3週間で自家組織である肉芽が形成される．人工真皮を用いて形成された肉芽組織は真皮様組織あるいは疑似真皮と呼ばれており，この上に分層植皮を行うと，全層植皮に近い植皮片が得られ，

分層植皮でよく見られる瘢痕拘縮が軽減されるとされている[2]．

肉芽形成に必要な時間を短縮する試みもなされており，NPWT（持続陰圧閉鎖療法）との併用や，bFGF製剤（bFGF；塩基性線維芽細胞増殖因子）との併用も報告されている[2~4]．また，シリコーン層のない単層性のコラーゲン層の上に皮膚移植を同時に行う一期的植皮の試みも報告されている[5][6]．一期的植皮は二層性人工真皮が発売された2000年頃にも症例報告がされているが，植皮の生着は安定しているとは言えず，その後コラーゲン層が1 mmより薄い基材が一期移植に用いられるようになっている[7]．

本稿では，まず現在までの二層性人工真皮の臨床成績についての文献レビューを行い，筆者が行っている人工真皮治療の実際および現在開発している新規基材についても展望を述べる．

* Naoki MORIMOTO, 〒606-8507　京都市左京区聖護院川原町54　京都大学大学院医学研究科形成外科学，教授

表 1. 本邦で発売されている人工真皮製品

| 人工真皮製品名 | ペルナック®<br>ペルナック G プラス® | テルダーミス® | インテグラ® |
|---|---|---|---|
| シリコーン層<br>(μm) | 150 | 60〜100 | 200 |
| 基材 | • ブタ腱由来アテロコラーゲン<br>• ペルナックG プラス®はブタ皮膚由来ゼラチンを添加 | • ウシ真皮由来線維性，熱変性アテロコラーゲン | • ウシ腱由来コラーゲン<br>• サメ由来グリコサミノグリカン |
| 架橋 | 熱架橋，化学架橋 | 熱架橋 | 熱架橋，化学架橋 |
| ポアサイズ<br>(μm) | 70〜110 | 100〜300 | 70〜200 |
| コラーゲン層<br>(mm) | 3 | 3 | 0.8〜1 |
| 単層タイプの厚み<br>(mm) | 3 | 3 | 0.4 |

(文献 1 より引用改変)

## 二層性人工真皮の文献レビュー

二層性人工真皮の使用法，合併症，効果などについての報告を以下にまとめる．

### 1．二期的植皮の時期

二期的植皮を行う症例報告は，広範囲の皮膚再建を必要とする熱傷あるいは巨大色素性母斑を対象としたものが多い．人工真皮製品としては，インテグラ®が世界的に最も広く使われているため，インテグラ®に関する報告が多い．二期的植皮を行う時期について，Hicks らは 72 論文，1,084 患者の新鮮熱傷および熱傷後瘢痕拘縮に対してインテグラ®を用いて二期的植皮を行った報告のレビューを報告している[5]．二期的植皮は人工真皮貼付の 2 週後から 4 週後までに行われており，できるだけ早く植皮を行う方が肥厚性瘢痕を予防するとする報告，これとは反対にできるだけ遅く二期的植皮を行う方が，拘縮が少ないとする報告があるとされている．Opoku-Agyeman らは，13 論文，31 患者の巨大色素性母斑治療についてレビューを行い，二期的植皮は人工真皮貼付後 3 週〜4 週，平均 3.28 週後に行われていると報告している[8]．二期的植皮では植皮の生着率が良好であることも報告されている．

### 2．人工真皮使用の際の合併症

人工真皮使用時の合併症の発生について，Hicks らは 1,084 症例中 144 症例 13％に合併症が生じ，その割合は感染(56.9％)，不生着(15.2％)，再植皮(7.6％)，血腫(7.6％)，拘縮(6.9％)，seroma(3.5％)，肥厚性瘢痕(3.5％)であったと報告している[5]．不生着は何らかの原因で真皮様組織が形成されなかったことを示し，主には感染のためにコラーゲン層が分解吸収されることが原因だと考えている．Opoku-Agyeman らは 31 症例中 14.8％に合併症があり，感染，インテグラ®不生着，再植皮，肥厚性瘢痕それぞれ各 1 例ずつあったとしている[8]．また，Gonzalez らは，インテグラ®およびそれ以外の人工真皮製品も含めた症例を解析し，1,254 症例中 16.8％に感染があったと報告している[9]．

### 3．二期的植皮を行う意義

Hicks らは，二期的植皮の意義について，95％の患者で術後に関節可動域の改善が見られたとする拘縮改善効果，植皮の質的改善，すなわち弾性，texture の改善，肥厚性瘢痕の予防，また植皮の厚みを増すとする論文報告もあったとしている[5]．Opoku-Agyeman らは拘縮，肥厚性瘢痕を防ぎ，インテグラ®が生着すれば，植皮の生着率は 100％となり，植皮の生着率向上が期待できるとしている[8]．しかし，これらの報告は後ろ向きの症例集積であり，統計学的な有意差を示したものではない．

## 4．異なる人工真皮を用いた臨床研究

一方，異なる人工真皮製品を用いた前向き研究も報告されている．De Francesco らは外傷性皮膚欠損もしくは医原性の皮膚損傷合計 71 症例にインテグラ®（36 症例）もしくはペルナック®（35 症例）を使用して二期的植皮（分層 2 倍メッシュ植皮）を行い，創の治癒期間，二期的植皮 1 年後まで植皮片の拘縮，瘢痕化（VSS；Vancouver Scar Scale）を比較している[10]．ペルナック®群では貼付 21 日後，インテグラ®群では貼付 30 日後に植皮を行っている．この結果，創の治癒期間には有意差はなかったが，植皮片の拘縮は，植皮 4 週後まではペルナック®（−79.4%）がインテグラ®（−34.2%）よりも有意に拘縮が強かった．しかし，1 年後ではペルナック®（−64.7%），インテグラ®（−74.7%）であり，有意差は認められなかった．VSS は，植皮 4 週後ではペルナック®（6.0±1.83），インテグラ®（9.5±1.69）），1 年後ではペルナック®（2.3±1.81），インテグラ®（6.3±1.66 とともにペルナック®群の方が有意に VSS が小さく，肥厚性瘢痕の程度が軽度であることが示された．

また，Cottone らは，後ろ向き研究で，3 種類の二層性人工真皮（インテグラ®，ペルナック®，Nevelia®）を用いた治療結果を比較している[11]．人工真皮貼付 21 日後にシリコーンシートを除去し，二期的植皮を行う症例あるいは保存的に上皮化させているが，人工真皮貼付 51 日後の上皮化にはそれぞれの群に有意差はなかった．この中で，インテグラ®を使用した群で厚い肉芽が形成される傾向があり，植皮の生着率が高く，ペルナック®群では形成される肉芽が薄いため，植皮の生着が不良であるが，保存的に治療した場合の上皮化は良好であったと報告されている．この研究は後ろ向き研究であり，ペルナック®は糖尿病性潰瘍，末梢動脈閉塞などの難治性潰瘍に他の 2 群よりも多く使用されているため，結果の解釈には注意が必要である．

他にも分層植皮単独と二期的植皮，一期的植皮の拘縮を比較した臨床研究もある．Corrêa らは，熱傷後瘢痕拘縮患者を対象に，分層植皮（厚み 0.2 mm）単独で実施した群（11 症例）と，二期的植皮を行った 2 群，すなわちインテグラ®（11 症例），ペルナック®（10 症例），厚み 1 mm の単層性人工真皮である Matriderm® を用いて一期的植皮（11 症例）を行った群を対象に植皮片の拘縮比較を行っている[12]．この結果，植皮 12 か月後には植皮単独群が人工真皮を用いた他の 3 群よりも拘縮が軽度であった．またペルナック®群の方がインテグラ®群より拘縮が有意に強い，と報告している．

## 5．培養表皮の母床としての評価

人工真皮を用いて形成した結合組織は単なる肉芽と区別され真皮様組織あるいは疑似真皮と呼ばれることがあるが，明確な定義はされていない．筆者は，真皮と肉芽の違いとして，自家培養表皮が生着するかどうかが機能的に重要な点であると考えている．本邦の自家培養表皮製品（ジェイス®，ジャパン・ティッシュエンジニアリング）の市販後 6 年調査で，人工真皮を用いて構築した真皮様組織，あるいは人工真皮を用いずに保存的に形成した肉芽であっても自家培養表皮の生着は不良であることが判明している[13]．このことから真皮様組織と肉芽の本質的な差はないと考えている．

以上をまとめと，二層性人工真皮に期待される役割は創部での真皮様組織の形成である．しかし，真皮様組織には自家培養表皮が生着しないため，自家真皮は本質的には肉芽と変わらず，人工真皮による真皮再構築は達成されていないと筆者は考えている．また，瘢痕拘縮予防という点では，二層性人工真皮，単層性人工真皮を含めて，長期的な人工真皮の効果は証明されておらず，製品間の差異の評価も一定していない，というのが現状の評価であると考えられる．

## 二層性人工真皮の併用療法

以上のように，二層性人工真皮の臨床使用上の課題は二期的植皮までの待機期間の長さ，感染，人工真皮の不生着などの合併症である．NPWT，bFGF 製剤との併用，あるいはマイクログラフトの併用も報告されている．

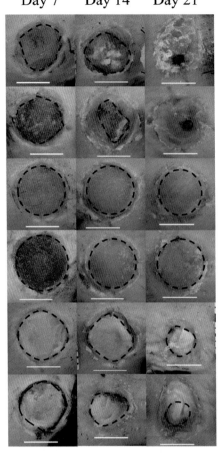

|  | Day 7 | Day 14 | Day 21 |

Pelnac Gplus

Pelnac Gplus with bFGF

Integra

Integra with bFGF

Terudermis

Terudermis with bFGF

図 1.
糖尿病マウス全層皮膚欠損創(直径8mm)にペルナックGプラス®, テルダーミス®, インテグラ®を貼付後の経時変化(貼付7, 14, 21日後)
bFGF含浸群ではbFGF 10.16μg/cm²を含浸させている. ペルナックGプラス®群では, bFGF含浸の有無に関係なく, 21日後にはほぼ上皮化している. 一方で, インテグラ®群ではbFGF含浸の有無に関係なく上皮化は最も遅かった.

(文献15より引用)

## 1. 人工真皮とNPWTの併用

人工真皮貼付後にNPWTを併用する場合, ドレーン孔タイプの人工真皮を用いるか, シリコーン層にメスなどで小孔を空けてから使用する. Diehmらは, インテグラ®単独使用症例(41症例)とNPWT併用症例(45症例)を後ろ向きに比較し, NPWT併用群では単独群と比較し, インテグラ®生着率(真皮様組織形成率)(89% vs. 70.1%), 二期的植皮生着率(91% vs. 76%)が有意に向上し, 感染率(7.3% vs. 2.2%)は有意に低下し, 二期的植皮までの待機期間も21.03日 vs. 25.7日と4日間短縮したことを報告している[14].

## 2. 人工真皮とbFGFの併用

筆者らはbFGF製剤(フィブラスト®スプレー, 科研製薬)を効果的に人工真皮と併用されることを目標に新規人工真皮ペルナックGプラス®(グンゼ)を開発した[2]. 基本構造はペルナック®と同一であるが, アルカリ処理ゼラチンを添加することでbFGFが静電的に吸着する機能を付加している. bFGF水溶液を37℃で保管すると, 2日以内に生理活性が失われるが, ペルナックGプラス®に吸着させた状態では, 1週間程度は生理活性を保持することを確認している. 本邦で市販されている二層性人工真皮3製品, ペルナックGプラス®, インテグラ®, テルダーミス®とbFGF併用効果を糖尿病性マウスに作成した全層皮膚欠損創に貼付し比較した[15]. この結果, bFGFを併用しない場合, 前述のCottoneらの臨床研究と同様に, ペルナックGプラス®が最も上皮化が早いことを確認した(図1). bFGFを併用した場合, ペルナックGプラス®では上皮化, 肉芽形成ともに有意に促進されるが, インテグラ®ではbFGFを添加しても, 上皮化, 肉芽形成にはほとんど変化がないことも確認した[15].

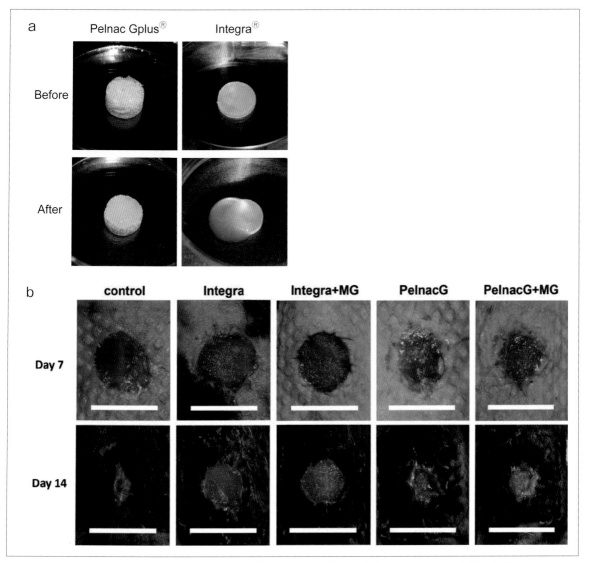

図 2. 人工真皮(ペルナック G プラス®, インテグラ®)への皮膚マイクログラフト散布実験
a：ペルナック G プラス® およびインテグラ® に懸濁液散布前後の肉眼写真. ペルナック
G プラス® には懸濁液が吸収されたが, インテグラ® には吸収されなかった.
b：健常マウスに作成した直径 8 mm の全層皮膚欠損創に懸濁液を散布した人工真皮, 散
布していない人工真皮を貼付し, 7 日後, 14 日後の肉眼写真を示す. ペルナック G プラ
ス® 懸濁液添加群で上皮化が進んでいる. Scale bar＝10 mm

（文献 17 より引用）

## 3. 人工真皮とマイクログラフトの併用

マイクログラフトは RIGENERA® および
RIGENERACONS®（Human Brain Wave S. R. L.,
Italy）を用いて作製する平均直径 50 μm 程度の粉
砕された組織細片である. 皮膚あるいは真皮のマ
イクログラフトを創面に噴霧する, あるいは皮下
組織に注入する, などの治療が行われており, 人
工真皮との併用も報告されている[16]. 筆者らは,

ペルナック G プラス® に組織懸濁液を滴下すると
マイクログラフトがコラーゲン層に残存し, マウ
ス皮膚全層欠損創に貼付すると, 血管新生, 肉芽
形成を促進することを確認している（図 2）[17]. ペ
ルナック G プラス® とインテグラ® に組織懸濁液
を含浸させたが, インテグラ® にはマイクログラ
フトはほとんど吸着されなかった[17]（図 2-a）. こ
れは, インテグラ® にはグリコサミノグリカンが

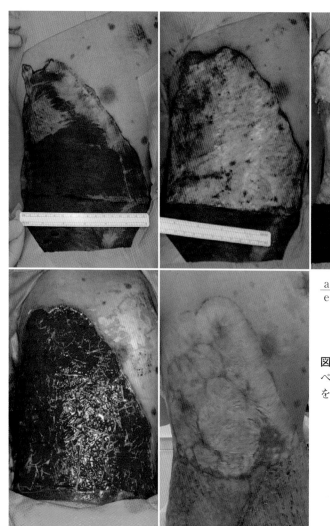
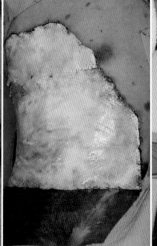
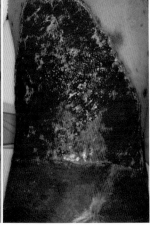

| a | b | c | d |
|---|---|---|---|
| e | f | | |

図 3.
ペルナックGプラス®とbFGFを併用して二期的植皮術を行った背部色素性母斑症例
　a：背部色素性母斑(4歳，男児)
　b：母斑切除後
　c：ペルナックGプラス®貼付後
　d：貼付11日後，真皮様組織の形成が確認できる.
　e：6倍メッシュ植皮および自家培養表皮移植後
　f：植皮1年後

（文献4より引用）

添加されてコラーゲンのポアが埋まっているためだと考えている.

### 症例提示

　筆者の施設では，二期的植皮を行う場合，ペルナックGプラス®とbFGF(フィブラスト®スプレー)の併用を基本として行っている．上述のように，人工真皮の長期的な瘢痕拘縮抑制効果については不明であるため，良好な真皮様組織を形成し，植皮の生着率を向上させ，早期の上皮化させることで，瘢痕化，瘢痕拘縮を抑えるとことを目的としている．杉本らは，ペルナックGプラス®とbFGFを併用して二期的植皮術を行った14症例を解析し，二期的植皮までの待機期間は平均13.3日と2週間以内に植皮が可能であったと報告

している[4]．感染は3症例(15.8％)に見られたが，シリコーン層を除去して洗浄した上で真皮様組織(肉芽)を形成し，全例で人工真皮貼付後21日までには二期植皮を行い，良好な生着を得ている．症例を提示する(図3).

　また，最近ではペルナックGプラス®とフィブラスト®スプレーおよびNPWTを併用することで，貼付1週後に二期的植皮を行うことも多くなっており，症例が集積されれば報告する予定である.

### 新規材料について

　人工真皮あるいは創傷被覆材，培養皮膚などは新規材料が続々と開発されている．筆者の施設においても，企業主導治験まで到達しているものと

して，シルクエラスチンスポンジ（三洋化成工業）
がある．シルクエラスチンは天然由来タンパク質
のエラスチンとシルクフィブロインを模倣し，遺
伝子組み換え技術を用いて作製された人工タンパ
ク質であり，組織再生効果が確認されている．筆
者の施設において，医師主導治験を実施し，更に
企業主導治験を実施中である[18]．他施設で，半月
板損傷に対する医師主導治験も開始されている．
またヒト表皮細胞から作成した乾燥同種培養表皮
（ジャパン・ティッシュエンジニアリング）の開発
も行っており，医師主導治験から企業主導治験を
実施している[19]．これらの開発品は治験が終了
し，期待通りの効果が確認されれば数年以内に製
品化される見込みである．

　これら以外の基礎研究段階にあるものとして，
ゼラチン不織布から作製する人工真皮，ヒト線維
芽細胞を培養し作製する培養真皮などの開発を
行っている．今後は，骨髄幹細胞，脂肪組織由来
幹細胞などを用いた再生医療，エクソソームも含
めた遺伝子治療なども人工真皮との併用治療に用
いられてくると考えられる．

## さいごに

　人工真皮は承認から30年経ち，創傷治癒分野で
は必須の治療方法となっている．しかし，いまだ
に様々な課題があり，また長期的な有効性も議論
されており，臨床研究，基礎研究も継続して行わ
れている．また，創傷治癒分野には，新規医療機
器，再生医療等製品，同種由来あるいは異種由来
組織などの新規治療方法も続々と開発されてい
る．筆者が考えるこの分野での最終目標は付属器
も含めた自家皮膚の再生であり，目標に向かって
今後も研究開発を継続したいと考えている．

**参考文献**

1) 森本尚樹：皮膚再生の壁．再生医療．**21**(3)：16-23, 2022.
2) 創傷治療の現状と人工真皮のブレイクスルー．森本尚樹編，メディカルレビュー社，2019.
3) Diehm, Y. F., et al.：Negative pressure wound therapy as an accelerator and stabilizer for incorporation of artificial dermal skin substitutes—A retrospective, non-blinded, and non-randomized comparative study. J Plast Reconstr Aesthet Surg. **74**(2)：357-363, 2021.
4) Sugimoto, R., et al.：Two-stage skin grafting using a basic fibroblast growth factor-impregnated artificial dermis. Regen Ther. **21**：258-262, 2022.
5) Hicks, K. E., et al.：Dermal regenerative matrix use in burn patients：A systematic review. J Plast Reconstr Aesthet Surg. **72**(11)：1741-1751, 2019.
6) Corrêa, F. B., et al.：Evaluation of contraction of the split-thickness skin graft using three dermal matrices in the treatment of burn contractures：A randomised clinical trial. Wound Repair Regen. **30**(2)：2, 2022.
7) 初岡佑一ほか：新しい人工真皮（インテグラ単層式：Thin）は形成外科診療のブレイクスルーになるか？：これまで経験した25症例の治療成績と今後の可能性．日医大誌．**15**(4)：240, 2019.
8) Opoku-Agyeman, J., et al.：Use of Integra for reconstruction after nevi resection：a systematic review and pooled analysis of reported cases. Surg Res Pract. **2019**：9483627, 2019.
9) Gonzalez, S. R., et al.：Infectious complications associated with the use of Integra：a systematic review of the literature. Plast Reconstr Surg Glob Open. **8**(7)：e2869, 2020.
10) De Francesco, F., et al.：Artificial dermal substitutes for tissue regeneration：comparison of the clinical outcomes and histological findings of two templates. J Int Med Res. **48**(8)：300060520945508, 2020.
11) Cottone, G., et al.：Comparison of efficacy among three dermal substitutes in the management of critical lower-limb wounds：the largest biases-reduced single-center retrospective cohort study in literature. Medicina(Kaunas). **57**(12)：1367, 2021.
12) Corrêa, F. B., et al.：Evaluation of contraction of the split-thickness skin graft using three dermal matrices in the treatment of burn contractures：a randomised clinical trial. Wound Repair Regen. **30**(2)：222-231, 2022.

13) Matsumura, H., et al. : Application of the cultured epidermal autograft "JACE(®")for treatment of severe burns : results of a 6-year multicenter surveillance in Japan. Burns. **42**(4) : 769-776, 2016.

14) Diehm, Y. F., et al. : Negative pressure wound therapy as an accelerator and stabilizer for incorporation of artificial dermal skin substitutes—A retrospective, non-blinded, and non-randomized comparative study. J Plast Reconstr Aesthet Surg. **74**(2) : 357-363, 2021.

15) Notodihardjo, S. C., et al. : A comparison of the wound healing process after the application of three dermal substitutes with or without basic fibroblast growth factor impregnationin diabetic mice. J Plast Reconstr Aesthet Surg. **73**(8) : 1547-1555, 2020.

16) Tresoldi, M. M., et al. : The Role of autologous dermal micrografts in regenerative surgery : a clinical experimental study. Stem Cells Int. **2019** : 9843407, 2019.

17) Li, Y., et al. : Comparison of wound healing effect of skin micrograft impregnated into two kinds of artificial dermis in a murine wound model. Plast Reconstr Surg Glob Open. **10**(11) : e4636, 2022.

18) Noda, K., et al. : Safety of silk-elastin sponges in patients with chronic skin ulcers : a Phase Ⅰ/Ⅱ, single-center, open-label, single-arm clinical trial. Plast Reconstr Surg Glob Open. **9**(4) : e3556, 2021.

19) Sakamoto, M., et al. : Dried human cultured epidermis accelerates wound healing in diabetic mouse skin defect wounds. Sci Rep. **12**(1) : 3184, 2022.

PEPARS No.205：65-76, 2024

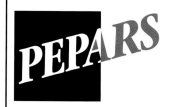

◆特集／植皮のすべて，教えます

# 皮膚細胞懸濁液作成キット RECELL®
# による新たな自家皮膚細胞移植術
# (Spray-On Skin Cells)

松村　一*1　青木昂平*2

Key Words：自家皮膚細胞移植術(Spray-On Skin Cells)，非培養細胞懸濁液(autologous skin cell suspension)，RECELL®(RECELL® System)，熱傷(burns)，採皮部(skin donor site)

**Abstract**　　2022 年には，「RECELL® 自家細胞採取・非培養細胞懸濁液作製キット(以下，RECELL® キット)」が薬事承認，保険適用され，自家皮膚細胞移植術(Spray-On Skin Cells)が，新たな植皮の一方法として加わることになった．深達性II度熱傷(DDB)創面，採皮部に単独で用いられることで早期の上皮化が得られる．これにより，DDB を瘢痕治癒させることなく，ごく少量の採皮で早期の上皮化と瘢痕の低減が期待される．また，III度熱傷に対しては自家分層網状植皮などと用いられることで，網目間の早期の上皮化が得られる．このため，広範囲熱傷においても，自家培養表皮使用可能となる前までに，早期からの創閉鎖を比較的小範囲の採皮で積極的に進めることができ有用である．

## はじめに

　2007 年に自家培養表皮ジェイス® が薬事承認され，本邦での熱傷治療が大きく変化した．そののち，マイクロスキングラフトである modified MEEK technique を施行するのに用いられる MEEK 植皮片カッターが 2019 年に承認された．これらの導入により，植皮術を主たる治療方法とする熱傷治療は大きく変化してきた．2022 年には，「RECELL® 自家細胞採取・非培養細胞懸濁液作製キット(以下，RECELL® キット)」が薬事承認を受け(図 1)，自家皮膚細胞移植術(Spray-On Skin Cells)が，新たな植皮の一方法として加わることになった．この方法は，オーストラリアの Fiona Wood 先生(Royal Perth Hospital)が開発し[1]，2018 年に米国 FDA で承認されたものであ

*1 Hajime MATSUMURA, 〒160-0023　東京都新宿区西新宿 6-7-1　東京医科大学形成外科学分野，教授
*2 Kohei AOKI, 同，助教

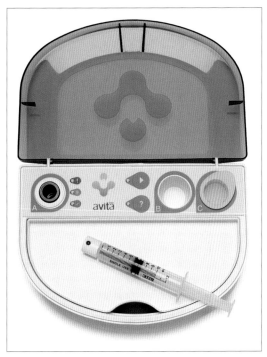

**図 1.** RECELL® 自家細胞採取・非培養細胞懸濁液作製キット

(コスモテック株式会社)

## ステージA – 酵素処理

### 1. 採皮片の酵素処理
- 目標温度に到達したら、ウェルA に1〜2枚の採皮片を入れ、 15〜20分間待ちます
- 一度に処理できる採皮片は最大 12㎠(6㎠・2枚)までです

採皮片の酵素処理中にステップ4緩衝液の準備を完了 しても良い

### 2. 細胞解離の確認
- ウェルAから採皮片を1枚取り出 し、真皮面を下に向けてトレー に置く
- メスを使って採皮片の縁を優し く擦り、簡単に細胞が剥がれる か確認する
- 確認が終了したら、擦るのを止 める

| 不成功?<br>細胞が簡単に剥がれない | 成功?<br>細胞が簡単に剥がれる |
|---|---|
| 酵素処理を更に5〜10 分間行い、2.「細胞解 離の確認」を再度行う | 3.「採皮片のすす ぎ」に進む |

### 3. 採皮片のすすぎ
- 細胞解離の確認済採皮片 ウェルB内で採皮片をすすぐ
- 2枚目の採皮片（ある場合） そのままウェルBに移す
- 3枚目・4枚目の採皮片（ある場合） ウェルAに入れる

**図2.** RECELL® の使用方法

る. 本稿では，このRECELL® を用いた自家皮膚 細胞移植術(Spray-On Skin Cells)の作成方法に ついて，使用方法，その効果について詳述する.

### RECELL® キットを用いた 自家皮膚細胞移植術について

RECELL® キットでは，患者自身から熱傷治療 部位のわずか1/80倍の健常皮膚を6〜8/1,000 inch の分層植皮片で採皮し，専用のキットでトリ プシンというタンパク分解酵素を用いて細胞レベ ルに分離し，自家皮膚細胞懸濁液を作製する. こ の自家皮膚細胞懸濁液を直接的に熱傷部位に噴霧 することで，角化細胞，色素細胞，線維芽細胞な どの基底膜周囲の細胞を，生理的に近い状況で， 創部に均一に生着させることが可能となる. ま た，この自家皮膚細胞懸濁液は，RECELL® キッ トを用いて，手術室にて30分程度で作製可能であ る. 図2に具体的な作成・使用方法を示す. また， 術前の採皮量の計画には図3のようなプランニン グシートを用いるのがよい.

### 自家皮膚細胞移植術の適応に関して

RECELL® キットを用いた自家皮膚細胞移植術 (Spray-On Skin Cells)は，深達性Ⅱ度熱傷 (DDB)および採皮部を対象として創傷部の治癒 促進を行うことを目的として単独で用いる. DDB でも上皮化が得られにくいと判断した場合ならび にⅢ度熱傷においては，分層網状植皮などの自家 植皮を併用する. 人工真皮などで真皮再構築をし た場合においても，自家植皮と併用するのが原則 である. また保険償還に関しては，成人において はMoylanの基準[2]の中等症以上，小児においては 5%以上の深達性Ⅱ度・Ⅲ度熱傷，顔面・手・足の 深達性Ⅱ度・Ⅲ度熱傷が適用となる. 詳細な保険 償還の条件に関しては，表1に示す.

### 症例提示

まず，当科での術後ドレッシングについて説明 する. コンタクトレイヤーにはエスアイ・メッ シュ(アルケア社)を用いて，原則1週間は剝離し ない. 二次コンタクトレイヤーとしてロール状の アダプテック™(3M社)を用いて創部にステープ ラーなどで固定して，創面の詳細な観察が必要な 時だけ除去している. その上は乾ガーゼとして， 2日ごとを原則として交換している.

RECELL® を用いて治療した代表的な熱傷症例 を供覧する.

# ステージB – 細胞の削り取り

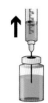

### 4. 緩衝液の準備*

- 不潔野の助手に緩衝液バイアルを保持してもらう
- 緩衝液バイアルから注射器と採液針を使って「緩衝液」を必要量吸い取る
- 注射器を清潔野に置く

### 5. 細胞の削り取り

- 真皮面を下に向けて採皮片をトレーに置く
- 「緩衝液」用注射器の緩衝液を数滴採皮片に滴下する
- 鑷子を使い、採皮片を固定する
- メスを使い、表皮が懸濁液になるまで優しく削る
- 残った真皮がバラバラになるまで強めに削る

### 6. すすぎと吸引

- 「緩衝液」用注射器に残った緩衝液でメスとトレーをすすぐ
- トレーを保持し、傾けて、懸濁液をトレーの角に集める
- 「ろ過前懸濁液」用注射器を使い、懸濁液の吸い取りとトレーのすすぎを数回繰り返し、削り取った細胞を全て集める
- トレー上の全ての懸濁液を「ろ過前懸濁液」用注射器に全て吸い取る

### 7. 懸濁液のろ過

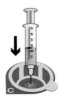

- ウェルCのフィルター内に懸濁液を注入する
- 「ろ過前懸濁液」用注射器を後に使うため横に置く
- フィルターを取外し、ウェルCの上で軽くタップする

### 8. 細胞懸濁液の吸引

- 新しい10 ml注射器と採液針を用意
- ウェルCからろ過器を外し、ろ過した懸濁液を吸い取る
- ろ過した懸濁液は、作成完了のため、脇に置いておく
- 採皮片毎に細胞懸濁液の入った注射器を作製するために、ステージB「細胞の削り取り」を繰り返す
- 全ての懸濁液作製後、次のステージC「細胞懸濁液の適用」に進む

# ステージC – 細胞懸濁液の適用

### 9. ドレッシング材の準備

- 細胞懸濁液の適用後すぐに使用できるよう、ドレッシング材を予めカットして準備しておく
- 細胞の流出を減らすため、ドレッシング材を創部の低い箇所に置いておくのも良い

### 10. 細胞懸濁液を創傷部に適用する

- 適用前に注射器を数回上下ひっくり返しながら、懸濁液中の細胞を均一にする
- 治療部位の最も高い位置から始める

**スプレー法**
- この方法を用いるには、2ml以上の細胞懸濁液が注射器内になければならない
- スプレーノズルを注射器に取り付ける

### 11. ドレッシング材の適用

- 1次ドレッシングで治療部位を細胞懸濁液適用直後に被覆する
- その後2次ドレッシングで固定を行う

# ドレッシングとアフターケアガイドライン

- 1次ドレッシングー非接着性、非吸収性、非閉塞性を有するドレッシング材
- 2次ドレッシングー非固着性で、保護用として、吸収性のあるもの
- 必要に応じて、2次ドレッシングの交換を注意して行う　移植後48時間ごとの交換を推奨
- 滲出液が多い場合など、上皮化までの間、治療部位を浸軟させないよう注意する

- **重要：最低6-8日間は1次ドレッシングを剥がさないこと**

- 1次ドレッシングを剥がす際は、まだ未成熟な表皮にダメージを与えないように注意すること
- 再生した皮膚への固着を防ぐため、上皮化していない部位にはドライドレッシングを使用しないこと
- RECELLで治療した部位に細胞毒性がある薬剤の使用はしないこと
- 治療部位（特に四肢）を創部保護用のドレッシング材で保護すること

**図 2のつづき.** RECELL® の使用方法

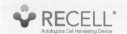

# RECELLプランニングシート（記入例）

患者様のニーズに合った適切なRECELLの使用にお役立てください

①RECELLで治療する箇所を決定

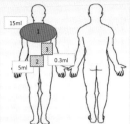

②各治療箇所に必要な採皮面積と自家細胞懸濁液の量を計算

| 例 | 治療部位 | RECELL適用 | 長さ(cm) | 幅(cm) | 治療部位面積(cm²) (長さ×幅) | RECELL採皮面積(cm²) (治療部位面積／80) |
|---|---|---|---|---|---|---|
| 1 | 前胸部 | 治療部位 | 40 | 30 | 1,200 | 15.0 |
| 2 | 腹部 | 植皮採皮部（3倍） | 20 | 20 | 400 | 5.0 |
| 3 | 側腹部 | RECELL採皮部 | — | — | 20 | 0.3 |
| 合計 | | | | | 1,620 | 20.3 |
| 1 | | | | | | |
| 2 | | | | | | |
| 3 | | | | | | |
| 4 | | | | | | |
| 5 | | | | | | |
| 6 | | | | | | |
| 合計 | | | | | | |

③算出された採皮面積を元に、必要な皮膚サイズ、枚数、RECELL使用数を確認

| 治療面積（cm²） | 160 | 320 | 480 | 640 | 1440 | 1920 | 2400 | 2880 | 3360 | 3840 | 4320 | 4800 | 5280 | 5760 |
|---|---|---|---|---|---|---|---|---|---|---|---|---|---|---|
| RECELL使用採皮部（cm²） | 2 | 4 | 6 | 8 | 18 | 24 | 30 | 36 | 42 | 48 | 54 | 60 | 66 | 72 |
| 細胞懸濁液（ml） | 2 | 4 | 6 | 8 | 18 | 24 | 30 | 36 | 42 | 48 | 54 | 60 | 66 | 72 |
| 皮膚サイズ（cm²）と枚数 | 1片 2x1 | 1片 2x2 | 1片 3x2 | 2片 2x2 | 3片 3x2 | 4片 3x2 | 5片 3x2 | 6片 3x2 | 7片 3x2 | 8片 3x2 | 9片 3x2 | 10片 3x2 | 11片 3x2 | 12片 3x2 |
| 1920 必要数 | 1セット | | | | | | 2セット | | | | 3セット | | | |
| 640 必要数 | 1セット | | | | | | | | | | | | | |

図 3．RECELL® プランニングシート

---

表 1．RECLL® キットを用いた自家皮膚細胞移植術（Spray-On Skin Cells）の保険償還の条件

**【使用対象患者】**

**成人症例**

深達性Ⅱ度熱傷創，Ⅲ度熱傷創，気道熱傷，軟部組織の損傷や骨折を伴う熱傷または電撃傷ならびに当該患者における採皮部を対象として（浅達性Ⅱ度熱傷は対象外）

深達性Ⅱ度熱傷が全体表面積の15%以上，Ⅲ度熱傷が全体表面積の2%以上または顔面や手足のⅡ度熱傷もしくはⅢ度熱傷を対象とする．

**15歳未満の症例**

全体表面積の5%を超える深達性Ⅱ度熱傷もしくはⅢ度熱傷または機能的，整容的な障害を残す可能性がある顔面や手足の深達性Ⅱ度熱傷もしくはⅢ度熱傷を対象とする（浅達性Ⅱ度熱傷は対象外）

**【使用量】**

一連につき7個を限度として算定する．

**【施設要件・医師要件】**

皮膚移植術を行うことが可能であって，

救命救急入院料3，救命救急入院料4，特定集中治療室管理料2または特定集中治療室管理料4の施設基準の届出を行っている保険医療機関において使用すること．

皮膚科，形成外科もしくは救急科の経験を5年以上有する常勤の医師または熱傷の治療に関して，専門の知識および5年以上の経験を有し，関連学会が定める所定の研修を修了している（学会専門医）常勤の医師が使用した場合に限り算定する．

**【その他】**

診療報酬請求にあたって，診療報酬明細書に使用する医療上の必要性および受傷面積などを含めた症状詳記を添付すること．

**〈重症熱傷〉**

① Ⅱ度熱傷が25%TBSA以上
② 顔面・手・足のⅡ～Ⅲ度熱傷
③ Ⅲ度熱傷が10%TBSA以上
④ 気道損傷
⑤ 軟部組織の損傷や骨折を伴う
⑥ 電撃傷

**〈中等度熱傷〉**

① Ⅱ度熱傷が15～25%TBSA
② Ⅲ度熱傷が2～10%TBSA

**〈軽症熱傷〉**

① Ⅱ度熱傷が15%TBSA未満
② Ⅲ度熱傷が2%TBSA未満

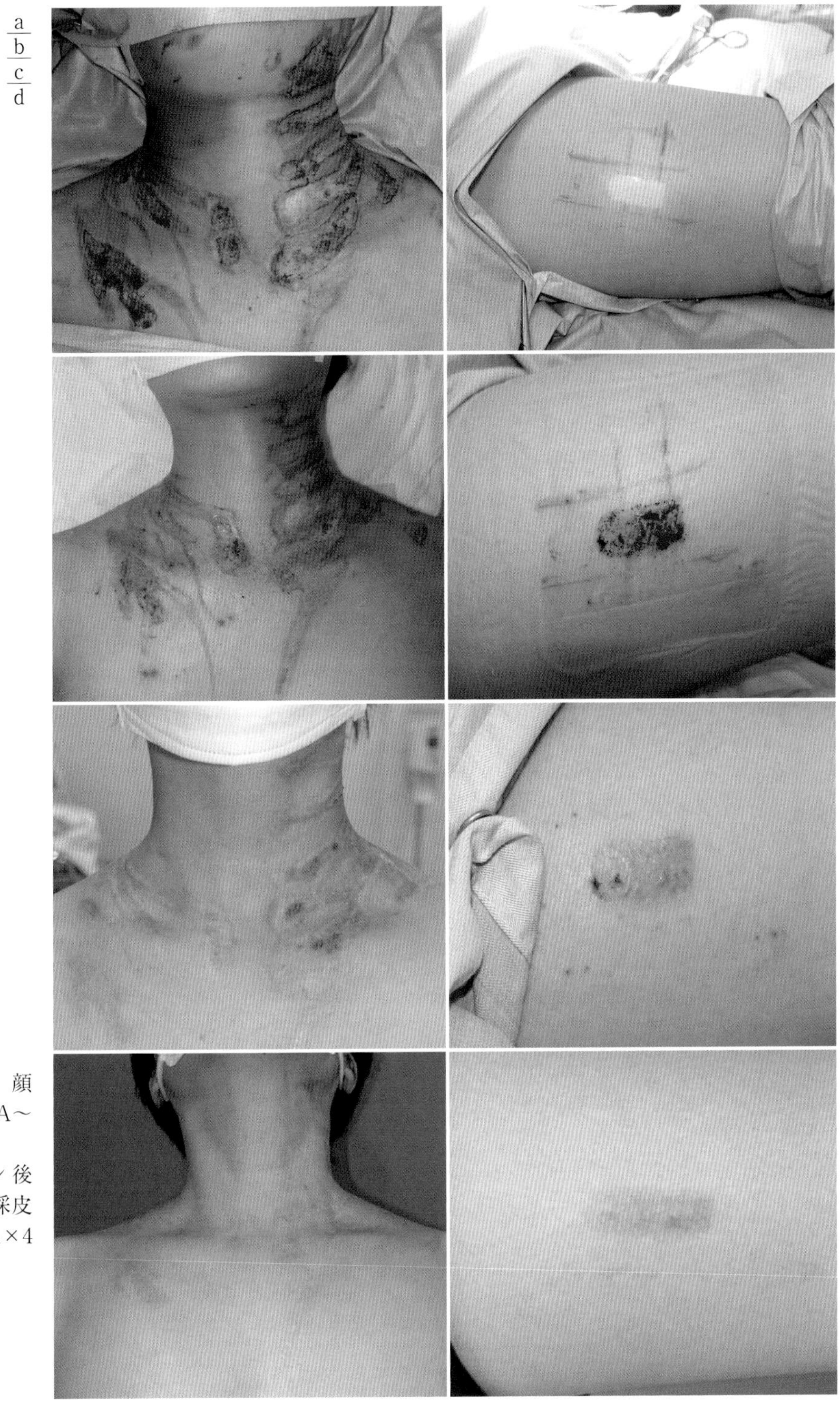

図 4.

症例 1：40 歳代，女性．顔面〜頚部 DDB 3％ TBSA〜単独使用例

　a：デブリードマン後（左）．右大腿より採皮 6/1,000 inch，2 cm×4 cm（右）

　b：術後 1 週

　c：術後 2 週

　d：術後 6 か月

**症例 1**：40 歳代，女性．顔面〜頚部 DDB 3％ TBSA〜単独使用例（図 4）

高温油が飛び散って受傷した症例で，受傷後 5 日目に水圧式ナイフでデブリードマンを施行し，右大腿より 6/1,000 inch，2 cm×4 cm の分層採皮を行い，RECELL® キットを用いた自家皮膚細胞移植術単独で施行した．術後 1 週間で大部分が上皮化，術後 2 週間で植皮部，採皮部ともに完全上皮化した．術後 6 か月では熱傷部位の赤みも消え，採皮部ともに目立たなくなった．

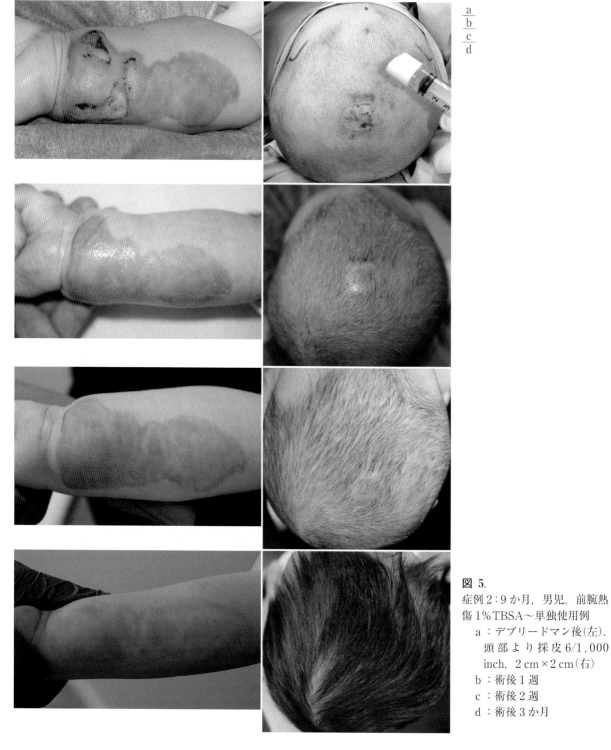

図 5.
症例 2：9 か月，男児．前腕熱
傷 1％TBSA〜単独使用例
　a：デブリードマン後（左）．
　　頭部より採皮 6/1,000
　　inch，2 cm×2 cm（右）
　b：術後 1 週
　c：術後 2 週
　d：術後 3 か月

**症例 2**：9 か月，男児．前腕熱傷 1％TBSA〜単独
使用例（図 5）

　沸騰したお湯で受傷した乳幼児の症例で，受傷
8 日目に水圧式ナイフでデブリードマンを施行
し，頭部より 6/1,000 inch，2 cm×2 cm の分層採
皮を行い，RECELL® キットを用いた自家皮膚細

胞移植術単独で施行した．頭部採皮部にも自家皮
膚細胞移植術を施行した．術後 1 週間で植皮部，
採皮部ともに完全上皮化した．術後 3 か月では熱
傷部位の赤みも消え，採皮部の毛髪も問題なく生
えている．

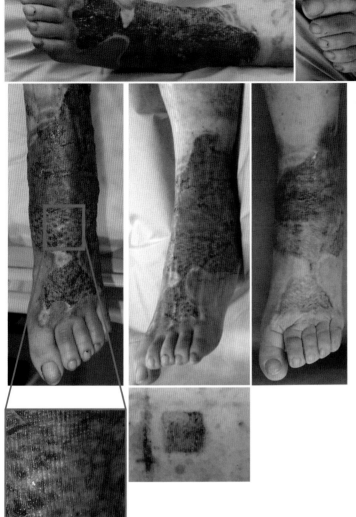

a
b|c|d

**図 6.** 症例 3：50 歳代，男性．足部Ⅲ度熱傷 2%TBSA～3 倍網状植皮併用例
　　a：デブリードマン後（左）．前足部に 3 倍網状植皮と自家皮膚細胞移植術を併用．
　　　足関節部は 1.5 倍網状植皮単独（右）
　　b：術後 9 日
　　c：術後 2 週．採皮部は上皮化（下）
　　d：術後 6 か月

**症例 3**：50 歳代，男性．足部Ⅲ度熱傷 2%TBSA～3 倍網状植皮併用例（図 6）

　調理中の油が左足部下腿にかかり受傷した症例で，近医で加療，受傷後 9 日目に手術適応とのことで紹介受診された．創部管理の後，受傷後 18 日目足部のⅢ度熱傷に対して，デブリードマン，右大腿部を採皮部（網状植皮用に 12/1,000 inch，自家皮膚細胞懸濁液用に 6/1,000 inch）として，前足部は 3 倍網状植皮術と RECELL® キットを用いた自家皮膚細胞移植術を併用，足関節部は 1.5 倍網状植皮を施行した．採皮部にも自家皮膚細胞移植術を単独で施行した．術後 9 日目には，3 倍網状植皮の間隙の上皮化が認められ，術後 2 週間で，植皮部，採皮部の上皮化は完了した．術後 6 か月の状態では，拘縮はなく，前足部の瘢痕の方が自然な色調であった．

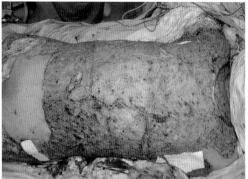

```
a
b c
d
```

図 7.

症例 4：60 歳代，男性．体幹前面と両上肢のⅢ度熱傷 40％TBSA〜広範囲熱傷．3 倍網状植皮併用例，ジェイス® も使用例

　a：デブリードマン・植皮後．体幹前面に 3 倍網状植皮と自家皮膚細胞移植術を併用
　b：術後 1 週．背部・大腿部より採皮（中・下）
　c：術後 2 週
　d：術後 6 か月

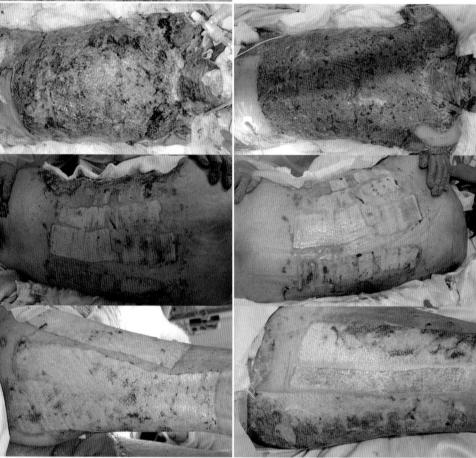

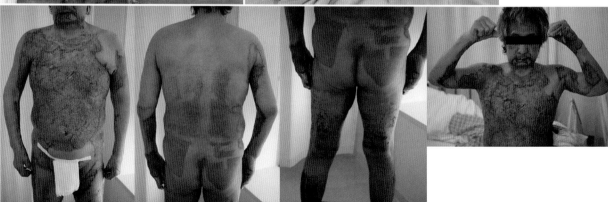

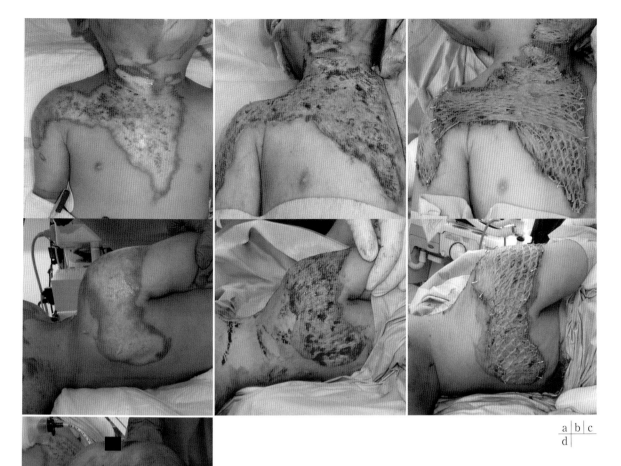

a | b | c

d

図 8-a～d.
症例5：2歳，男児．前胸部から右肩部のⅢ度熱傷6％TBSA～頭
皮のみからの網状植皮併用例
    a：デブリードマン前
    b：デブリードマン後
    c：3倍網状植皮術とRECELL®キットを用いた自家皮膚細胞
      移植術
    d：頭より採皮8/1,000 inch，5 cm×20 cm

**症例4**：60歳代，男性．体幹前面と両上肢のⅢ度
熱傷，40％TBSA～広範囲熱傷，3倍網状植皮併
用例，ジェイス®も使用例（図7）

寝たばこが着衣着火の症例で，受傷後4日目に
体幹前面をデブリードマン，背部と大腿後面を採
皮部（網状植皮用に12/1,000 inch，自家皮膚細胞
懸濁液用に6/1,000 inch）として，3倍網状植皮術
とRECELL®キットを用いた自家皮膚細胞移植術
を併用した．採皮部にも自家皮膚細胞移植術を単
独で施行した．術後1週でも網状植皮の間隙にも
上皮化の進行が認められ，術後3週間で上皮化が

完了していた．背部および大腿後面の採皮部は上
皮化まで2～3週間を要した．この後残存創面に自
家培養表皮移植を行い，受傷後4週で創閉鎖をほ
ぼ完了した．自家皮膚細胞移植術部に肥厚性瘢痕
などは生じていない．

**症例5**：2歳，男児．前胸部から右肩部のⅢ度熱傷
6％TBSA～頭皮のみからの網状植皮併用例（図8）

沸騰したお湯で受傷した症例で，受傷後5日目
に水圧式ナイフでデブリードマンを施行し，頭部
からの採皮のみを用いて，3倍網状植皮術と
RECELL®キットを用いた自家皮膚細胞移植術を

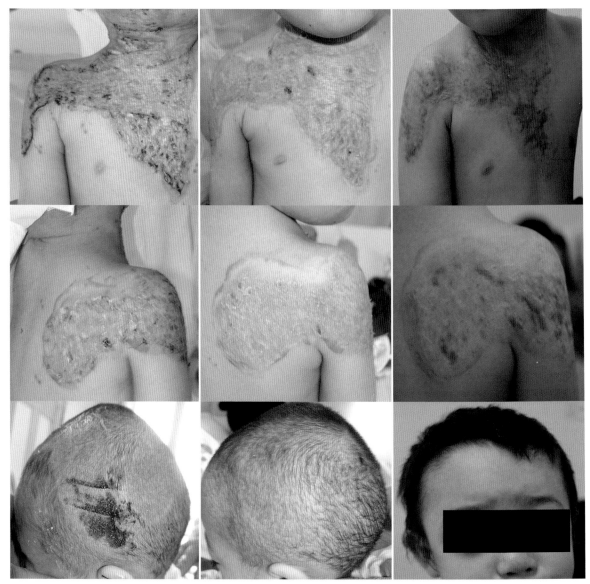

図 8-e〜g. 症例5：2歳，男児．前胸部から右肩部のⅢ度熱傷6%        e｜f｜g
TBSA〜頭皮のみからの網状植皮併用例
e：術後1週       f：術後2週       g：術後4か月

併施した．頭部採皮部にも自家皮膚細胞移植術を施行した．手術後2週間で，植皮部ともに完全上皮化した．

### RECELL® キットを用いた
#### 自家皮膚細胞移植術の有効性の考察

RECELL® キットを用いた自家皮膚細胞移植術を採皮部に使用した場合には，非常に早期に安定した上皮化が得られることは特筆されるべきである．同様に DDB に対して単独使用した場合にも早期の安定した上皮化が得られる．Ⅲ度熱傷に網状植皮術とともに使用した場合には，網目間の上皮化も早期に完了していた．

また，症例2のような小範囲の DDB 熱傷においては，その手術適応に悩む場合もある．肥厚性瘢痕は残す可能性があるが創閉鎖は望める状況であった．しかしながら，RECELL® キットを用いた自家皮膚細胞移植術を用いることで，傷跡なしで早期の創閉鎖ができ，結果としてよい整容性が得られた．このように，DDB で保存的治療を選択

し得るが肥厚性瘢痕を残すような症例では，自家皮膚細胞移植術を積極的に適応すべきと思われる．

広範囲熱傷においては，網状植皮術と併用することで早期の上皮化が得られるため，受傷早期からの積極的な創閉鎖を可能にできる．広範囲熱傷の治療においては，自家培養表皮が有用であることは言うまでもないが，培養に3週間を要する．RECELL®キットによる自家皮膚細胞懸濁液は，手術室内で短時間で作成することができることが大きなメリットである．広範囲熱傷の場合は，受傷後3週までに網状植皮とRECELL®キットを用いた自家皮膚細胞移植術で創閉鎖を進め，それ以降に自家培養表皮を用いて残存創面の閉鎖を行うことで，より早い治療が可能となる．症例4では，背部と大腿の後面を採皮部にした．自家皮膚細胞移植術を行った採皮部の上皮化は，他の症例に比べて遅延し，その有効性は低かった．自家皮膚細胞移植術の術後は，比較的ドライサイドに管理することがよいが，広範囲熱傷では浸出液が多く，ドライサイドの管理ができていなかったためと考えられる．広範囲熱傷においては，自家皮膚細胞移植術を行う採皮部はドライサイドに管理できる体幹前面などとすることがよいと思われる．

RECELL®キットを用いた自家皮膚細胞移植術は，自家培養表皮移植術に見られるような色素脱失など[3][4]は起こさないと言われている．これは，自家培養表皮は表皮細胞単独であるのに対して，自家皮膚細胞懸濁液は，角化細胞だけでなく基底膜周囲にある色素細胞や線維芽細胞なども含まれている．色素細胞が含まれているために，肌本来の色調が再現されると言う[5]．さらに，多くの種類の細胞群からなる自家皮膚細胞懸濁液により，網状植皮の間隙も理想的な創傷治癒が起こるために，その整容性も高いとの報告もある[6]．自験例の症例3でも3倍網状植皮術と自家培養表皮移植術の併用した部分の前足部の瘢痕は，1.5倍網状植皮術単独の足関節部の瘢痕より整容性が高いようである．RECELL®使用による整容性の向上に関しては，今後の検討が望まれる．

さらにRECELL®キットを用いた自家皮膚細胞移植術には，医療経済的な効果も報告されている．特に，入院期間や手術回数の減少が期待され，DDB熱傷では小範囲でもその効果が報告されている[7]．この点も今後本邦での検討が必要である．

最年，採皮した皮膚組織を専用の装置とカートリッジで50μm以下の組織に破砕し，生理食塩水とともに懸濁液を作成する組織粉砕システム，リジェネラ®が，RECELL®キットと同様に熱傷創などに噴霧して治療に用いられた報告がある．この組織懸濁液には，一定の治療効果が期待できるが，その有効性・安全性については，まだ本邦においての十分な検証がなされていない．この装置とカートリッジは，検体用の検査機器として国内の届け出を行っているため，実際には治療用の医療機器として，国内で扱うことができない[8]．今後，国内外での臨床試験などにより，臨床的な有用性，安全性が評価され，本邦の臨床応用への導入が期待されるところである．

## まとめ

RECELL®キットによる自家皮膚細胞移植術（Spray-On Skin Cells）が，新たな植皮法として熱傷治療に用いられることとなった．DDB創面，採皮部に単独で用いられることで早期の上皮化が得られる．また，Ⅲ度熱傷に対しては自家分層網状植皮などと用いられることで，網目間の早期の上皮化が得られ，自家培養表皮使用までの間に進めることができ有用である．

### 参考文献

1) Wood, F. M., et al.：Characterisation of the cell suspension harvested from the dermal epidermal junction using a ReCell® kit. Burns. **38**：44-51, 2012.
   Summary　ReCell®の開発者による文献である．
2) Moylan, J. A.：First aid and transportation of burned patients. Burns, A Team Approach. Saunders, Philadelphia, London, Toronto, 1970.
3) Ozhathil, D. K., et al.：A narrative review of the

history of skin grafting in burn care. Medicina (Kaunas). **57**(4) : 380, 2021.

4) Wu, C. J., et al. : Using various skin graft techniques in major burn reconstruction : a lesson learned from a Taiwanese cornstarch explosion. Ann Plast Surg. **86** : S30-S34, 2021.

5) Molnar, J. A., et al. : Initial experience with autologous skin cell suspension for treatment of deep partial-thickness facial burns. J Burn Care Res. **41**(5) : 1045-1051, 2020.

6) Holmes, J. H. 4th, et al. : Demonstration of the safety and effectiveness of the RECELL® System combined with split-thickness meshed autografts for the reduction of donor skin to treat mixed-depth burn injuries. Burns. **45**(4) : 772-782, 2019.

7) Kowal, S., et al. : Cost-effectiveness of the use of autologous cell harvesting device compared to standard of care for treatment of severe burns in the United States. Adv Ther. **36**(7) : 1715-1729, 2019.

8) http://www.jsbi-burn.org/members/topics/files/notApplicable_caution.pdf

PEPARS No.205：77-82, 2024

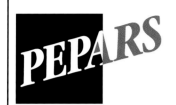

◆特集／植皮のすべて，教えます
# 顔面への皮膚移植の基本

四ッ柳高敏*1　山下　建*2　加藤慎二*3　北田文華*4

Key Words：エステティックユニット（esthetic unit），皮膚移植（skin graft），全層植皮（full-thickness skin graft），分層植皮（split-thickness skin graft），局所皮弁（local skin flap）

**Abstract**　顔面に対する皮膚移植術について，4 つの基本的かつ重要な点について述べる．1 つはエステティックユニットの重要性である．皮膚移植においては可能なかぎりエステティックユニットの概念を順守すべきである．ただし，人種，性，年齢，疾患によりそのデザインを適宜調整する必要がある．皮膚の採取部位の選択にも注意が必要である．第一の選択肢は対側の同部位であり，第二選択はできる限り欠損に近い部位である．ただし，悪性腫瘍以外の疾患の場合，切除部位の皮膚そのものを利用できる可能性も考慮する．局所皮弁か皮膚移植かの術式の選択に関しては，小・中範囲の欠損の場合は，複数の組み合わせを含む局所皮弁で，広範囲の欠損の場合は遠隔皮弁または皮膚移植で再建することが基本である．また，分層皮膚は，拘縮を生じやすいだけでなく，質的に毛孔が少なく光沢を帯びているのが特徴であり，顔面においては額部を除き，基本的に全層皮膚移植が望ましい．

## はじめに

　皮膚移植術は，形成外科を含む多くの科で行われている比較的簡単な手技である．しかし，特に顔面においては，形成外科医は移植後の瘢痕拘縮による機能障害を予防し，整容的にも優れた結果を出すことが求められる．皮膚移植と一言で言っても，年齢，性，疾患，部位，範囲などにより，それぞれ多様な選択肢があり，その選択が適切に行われるためには，基本的な原則が理解されていることが重要である．本稿では，4 つの基本的なテーマにつき述べる．

## 顔面の再建において，エステティック（サブ）ユニットにこだわるべきか？

　皮膚移植は，他科においては創閉鎖のための手段であり，整容的な結果に関しては必ずしも十分注意を払っていないと思われる例に遭遇することがある．一方，形成外科においては，整容的再建を伴うことが求められており，そのための代表的な概念がエステティックユニットである．ではエステティックユニットはどこまで忠実に考慮されるべきであろうか．

　局所皮弁においては基本的に隣接部の皮膚を利用しており，皮膚の色調や質感が一致しているため，小範囲の欠損であれば，縫合線が可能な範囲でユニットの境界に一致することを検討すればよく，エステティックユニットを必ずしも順守せずとも良好な再建が期待できることも多い．一方皮膚移植は，欠損と離れた部位の皮膚を利用することから，周囲との色調質感の違いが少なからず生じる．したがって，できる限りエステティックユ

*1 Takatoshi YOTSUYANAGI，〒060-8543　札幌市中央区南 1 条西 16 丁目 291 番地　札幌医科大学形成外科学講座，教授
*2 Ken YAMASHITA，同，准教授
*3 Shinji KATO，同，助教
*4 Ayaka KITADA，同，助教

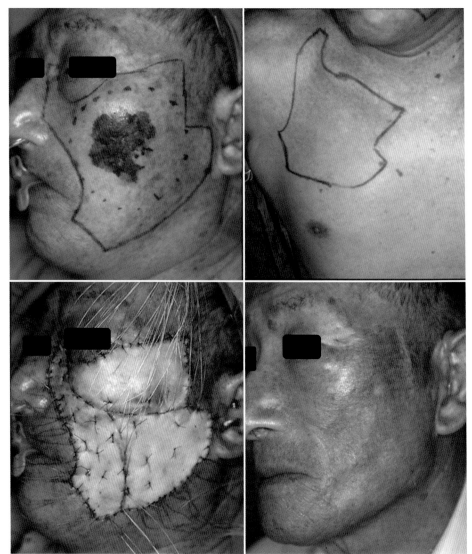

図 1. 68 歳, 男性. 左頬部悪性黒色腫

a : 切除により, 頬部に広範な欠損を生じるため, エステティックユニットを考慮して切
除の方針とした.

b : 前胸部より頬部の欠損に一致した全層皮膚を採取した. 同部は近傍からの皮弁にて
閉鎖した.

c : 皮膚移植終了時の状態

d : 術後 2 年. 周囲とは色調は若干違うものの, ユニットの境界線に一致しているため整
容的に比較的良好である.

ニットの概念にこだわるべきである. 顔面の境界
では色調や質感のコントラストが生じるため, そ
の効果を利用することで, より整容的な再建が可
能となる(図 1).

　また, エステティックユニットは, 人種, 性,
年齢などにより異なるものと考えるべきである.
患者に合わせて随時形態を微調整することが望ま

しく, また疾患においても適宜変更する必要があ
る. 例えば熱傷瘢痕拘縮に対する皮膚移植の場
合, 辺縁での再拘縮が生じやすいことを考慮し
て, 特に眼瞼周囲などではより弧状にデザインす
るなど, 症例に応じた工夫が必要である.

　エステティックサブユニットは, どちらかと言
うと, 小範囲の局所皮弁において主に用いられる

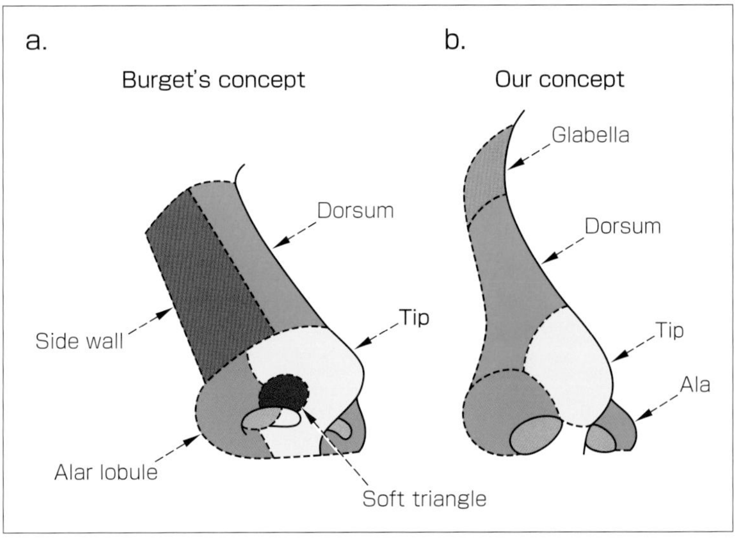

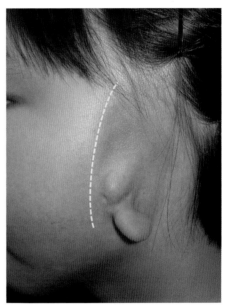

図 2.
外鼻のエステティックサブユニットの人種による違い.
　a：Burget のサブユニット理論
　b：我々が報告したアジア人におけるサブユニット. さらに年齢, 性, 疾患なども考慮し, 患者に合わせたユニットを検討すべきである.

概念である. 皮膚移植においても当然考慮されるべきであるが, サブユニットの範囲で移植しても, 周囲との色調の違いは決して望ましいものではない. 小・中範囲の欠損であれば, エステティックサブユニットを考慮して複数の組み合わせを含む局所皮弁で, 広範囲であればエステティックユニットに合わせた遠隔皮弁または皮膚移植で再建することが原則である. エステティックサブユニットも各人や各部位の立体感に合わせて適宜変更すべきである(図2)[1][2].

### Donor site をどこにすべきか？

　皮膚の特徴を熟知することは重要であり, 各部位の皮膚の厚さ, 色調や質感を理解しておく必要がある. 例えば, 眼瞼のような皮膚の薄い部位の再建では, 皮膚が薄く採取部位が目立たないという理由で耳後部皮膚が利用されることがある. この場合, 機能的には良好な結果が得られるが, 長期間にわたって赤味が目立ち, 整容的には望ましくない[3]. そのため眼瞼には, 耳後部よりも耳前部皮膚の方が適している. 採取皮膚選択の基本原則は, 余剰皮膚があれば対側の同部位, または, できる限り欠損に近い部位から採取することである. 例えば眼瞼の欠損に対しては, 対側眼瞼の余剰皮膚を利用できる可能性があり, この場合エステティックユニットにこだわらなくとも, 良好な

図 3. 11歳. 男児. 左小耳症
遺残耳介頭側の皮膚は耳介皮膚の特徴を有しており, 同部が頬部から連続した皮膚であるにもかかわらず, 色調質感の違いは明瞭である.

結果が期待できる. 一方, 隣接部位であっても必ずしも適切でない場合もある. 例えば頬部の皮膚と耳介の皮膚は隣接部位であるが, 皮膚の質感には大きな違いがある(図3). また, 一度切除した皮膚を再利用し, 元の位置に戻して移植する方法もある[4][5]. これまで主に分層皮膚採取部や膿皮症などに対し有用であることが報告されてきたが, 良性腫瘍であれば, 同部の切除皮膚を再利用する

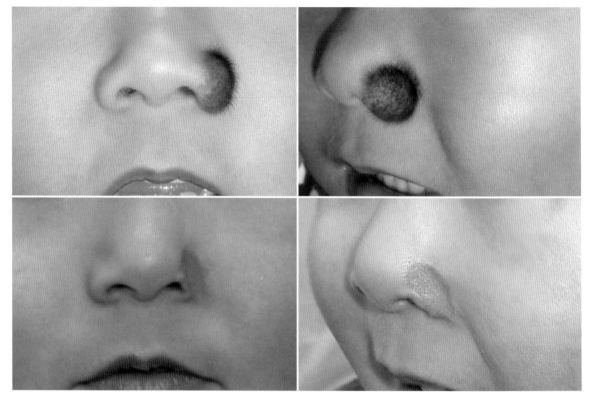

図 4-a～d. 1歳, 男児. 左鼻翼色素性母斑
　a, b：初回術前. 母斑は左鼻翼のほぼ全域に存在している.
　c, d：初回術後2年. 母斑を切除し, 鼻翼のエステティックサブユニットに合わせ
　　　　て耳介前部より全層植皮を施行した. 移植皮膚は色調が異なり, また厚み不足
　　　　により陥凹した印象になっている. 5歳時に整容的改善のため手術を計画した.

<table>
<tr><td>a</td><td>b</td></tr>
<tr><td>c</td><td>d</td></tr>
</table>

のも一法である. この場合, もし分層皮膚にした
としても, 綺麗な結果が得られやすい. したがっ
て, 悪性腫瘍でない限りは, 1つの方法として検
討すべきである.

　適切な皮膚が得られない場合, 徐々に離れた部
位へと変更していくが, 皮膚の各部位の特徴は,
加齢や日光曝露, 皮膚疾患, 皮膚水分量などの影
響によっても異なる. 例えばある人では頬部と鎖
骨上皮膚は類似して見えるが, 別の人では全く異
なると感じることがある. そのため, 実際に皮膚
を見比べて適しているかどうかを判断する必要が
ある. 欠損の優先度と, 採取部位の整容性の優先
度も考慮すべきである. 目立ちやすい中顔面は採
取部位の犠牲を払っても優先すべきであるが, 一
方で例えば目立たない耳介の後面に鎖骨上皮膚を
移植すると, 耳介においては整容的には比較的良

好であるものの, 採取部位の瘢痕に対する不満が
生じかねない.

　なお, 広範囲熱傷において, まず救命のために
分層皮膚で創閉鎖を行い, その後, 後遺症に対す
る治療を行うことになるが, 顔面を含む熱傷の場
合, 後日の顔面の再建を考慮せずに採皮を行う
と, 後日の再建に苦労する. このような症例にお
いては事前に全体計画を立てて, 採皮部位を適切
に設定する配慮が必要である.

### 皮膚移植か局所皮弁か？

　基本的に顔面の再建には整容的にも機能的にも
局所皮弁が第一選択となる. まずは局所皮弁を検
討し, それが困難な場合に皮膚移植を考慮すべき
である. しかし, 局所皮弁は, 利用できる皮膚量
が限られており, ぎりぎりでの手術を強いられる

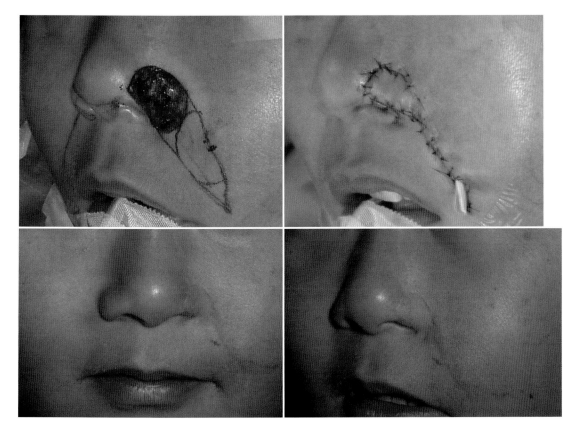

| e | f |
|---|---|
| g | h |

図 4-e～h. 1 歳, 男児. 左鼻翼色素性母斑
　　e, f：2 回目手術時
　　e：移植皮膚を切除し, 鼻唇溝皮弁をデザインしたところ
　　f：皮弁を移動縫合した.
　　g, h：2 回目手術後 3 年. 陥凹した印象は改善し, 色調も良好である.

ことが多い. 一旦デザインミスをすると取り返しがつかなくなるリスクを有する. また健常な部位に瘢痕を残すことになるため, 高度な技量が求められる手法でもある. 若い医師にとっては, マイクロサージャリーの機会は増えている一方で, 局所皮弁を行う機会は減少しているため, 確実な皮膚移植に頼る傾向があるように思われるが, 局所皮弁こそ形成外科医として習得すべき手技である.

　顔面の再建においては, わずかな凹凸により大きく印象が異なるため, 皮膚のみの欠損であっても, 皮膚移植ではそのふくよかな印象を形成するのが難しい場合がある. 鼻翼などでは, 多少厚みがあっても局所皮弁の方が自然な印象となる(図4). 一方, 上眼瞼の場合は, 局所皮弁のわずかな厚みが眼瞼形態の違和感を引き起こすこともあり, 皮膚移植の方が有効な場合もある.

## 全層皮膚移植 VS 分層皮膚移植

　全層皮膚と分層皮膚の違いについて, 機能的な点からは, 分層皮膚における術後の拘縮の問題が挙げられる. 基本的に顔面では全層皮膚移植が適用されることが多いが, 特に遊離縁を有する眼瞼, 口唇などでは全層皮膚が不可欠である. またもう 1 つ重要な点として, 色調と質感の違いが挙げられる. 質感とは, 皮膚の滑らかさ, 柔らかさ, 弾力, 皮皺の形態, 毛穴の数や深さ, など種々の要素で構成されるが, 分層皮膚は, 真皮が薄く毛孔が少ないため, つるんとした印象で光沢を帯びているのが特徴である. このように整容的観点からは, 分層皮膚は全層皮膚に劣る印象となる(図5). ただし, 例外的に額部では分層皮膚も適応されることがある. 拘縮の影響が少ないことも理由であ

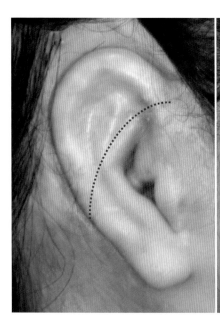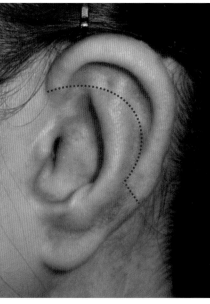

図 5.
Low hairline の小耳症に対し耳介前面に移植した皮膚（点線より頭側が移植範囲）
　　a：頭皮から分層皮膚移植を行った．光沢があり，周囲と質感が異なる．
　　b：同側遺残耳介後面から全層皮膚移植を行った．周囲と同等の色調と質感で，境界もわからない．

るが，実際に額部に全層皮膚を行うと，厚ぼったく，不自然な印象となった症例も経験している．全例に当てはまるとは言えないが，額部に関して言えば，全層植皮より分層皮膚の方が整容的に良好な結果が得られる傾向がある．

## さいごに

　皮膚移植と一言で言っても多様な選択肢があり，創閉鎖のみを目的とする場合と，整容的な再建を行う場合とでは，異なる術式を考慮する必要がある．どの方法を選択するにしても，皮膚の特徴を理解し，基本事項を把握することが重要である．また本稿では触れていないが，皮膚移植において良好な結果を残すためには，術後の適切な管理が欠かせないことにも留意すべきである．

### 参考文献

1) Burget, G. C. : The subunit principle in nasal reconstruction. Plast Reconstr Surg. **76** : 239–247, 1985.
Summary　外鼻のエステティックユニットをさらに分割して再建するサブユニットの概念につき報告している．

2) Yotsuyanagi, T. : Nasal reconstruction based on aesthetic subunits in Orientals. **106** : 36–44, 2000.
Summary　エステティックサブユニットは人種によっても異なることを報告し，各サブユニットに対する再建方法に言及している．

3) Yotsuyanagi, T., et al. : Retroauricular flap : its clinical application and safety. Br J Plast Surg. **54** : 12–19, 2001.
Summary　耳介後面の皮膚は赤みを有し，顔面の再建には適合しない場合があることを報告している．

4) Bradow, B. P., et al. : Immediate regrafting of the split thickness skin graft donor site assists healing. Plast Reconstr Surg Glob Open. **23** : e1339, 2017.
Summary　分層皮膚採取部位における戻し皮膚移植の有用性について述べている．

5) Yamada, N., et al. : Ideal skin grafting for pyodermia chronica. Br J Plast Surg. **55** : 358–361, 2002.
Summary　殿部膿皮症に対する戻し皮膚移植の有用性について述べている．

PEPARS No.205：83-92, 2024

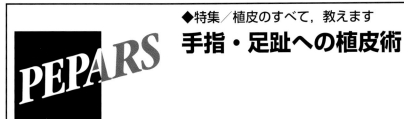

◆特集／植皮のすべて，教えます

# 手指・足趾への植皮術

田中　克己*

Key Words：植皮(skin graft)，手指(finger and hand)，足趾(toe and foot)，つちふまず(pedal)

**Abstract**　　手指と足趾は機能的な部位であると同時に露出部であることから整容的にも重要な部位である．先天性疾患，外傷，血行障害や糖尿病などによる様々な病態があり，その治療も大変複雑である．治療法に関しては，近年，皮弁を用いた再建が多用されているが，症例に応じて植皮術も適用され，良好な結果となっている．

　　しかし，植皮術により，理想的な治療結果を得るためには，いくつかの注意すべき点がある．部位に応じた採皮部の選択，病態に関する理解と対応，年齢への対応，そして植皮術を行った際の保険請求など，手指・足趾への植皮術に関するすべてを理解しなければならない．

## はじめに

　身体の中で，手と足は顔面と同じように露出部であるために高い整容性と機能性を持っている．そのため再建に際しては，各部位の特徴を理解した適切な再建が必要となる．

　近年，手・足の被覆に際しては，新たな解剖学的知見とともにマイクロサージャリーの進歩により，皮弁による再建法が多用されている．その中で，植皮術は依然として，高い頻度で使用されており，むしろ，その適応は明確になっている．同時に良好な治療成績を得るための工夫が行われている．本稿では，手・足への植皮術の基本的事項について述べる．

* Katsumi TANAKA, 〒852-8501　長崎市坂本1丁目7番1号　長崎大学形成外科，教授

## 解剖学的特徴の理解と植皮術の適用

　本稿では手(手背および手掌)から指までを手指，足(足背から足底)から趾までを足趾と呼ぶことにする．

　手指と足趾の背側は，薄い皮膚と可動性の良好な皮下組織により，伸展・屈曲運動が可能となっている．メラノサイトによる色素沈着とともに個人差はあるものの体毛が認められる．一方，手指掌側と足趾底側では，厚い角質層とともに深部組織との強固な結合を持つ皮下組織があり，このことが手指の把持や足趾における立位や歩行に寄与している．側面では，この両者の特徴を持つ皮膚および皮下組織が段階的に移行している．そのため多少の差異はあるものの，手足の背側の皮膚は他の有毛部と，手の掌側および足の底側はつちふまずと，そして手指および足趾の側面は内果下部と類似しているという理由で，採皮部として選択されている．

　このような解剖学的特徴は再建後の整容面と機能面に大きく関与するため，これらの特徴を理解

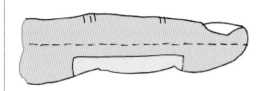

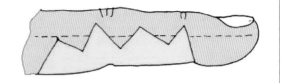

| 縫合線が屈側にある場合<br>（不良） | 縫合線が zig-zagの場合<br>（良） |

図 1. 指掌側の植皮術のデザイン
植皮片が掌側にある場合には，運動方向と植皮片の収縮方向が一致すると，
瘢痕拘縮が生じやすくなり，屈曲変形を生じる．

した上で，患者背景と欠損の状態と併せて再建法を選択しなければならない．再建法の選択に関しては，詳細は成書に譲るが，基本的には感覚（知覚）の再建が必須である場合，骨や関節が露出している，あるいは露出しそうな場合，物の把持や荷重に対する配慮が必要な場合では，皮弁が適用されることが多く，それ以外の場合には植皮術が積極的に使用されることになる．併せて欠損の大きさ，病態，年齢なども考慮する[1]．

**解剖学的部位の違いによる植皮術と採皮部の選択**

**1．手指（手から指）**

解剖学的特徴から大きく3つの部位に応じた植皮術を考える．欠損の大きさと採皮部の関係から，各部位で適用される植皮術と採皮部について述べる[2)3)]．

**A．背 側**

移植母床に関しては，基本的には欠損の形に合わせるが，術後の拘縮を最小限にするために，指では側正中線，あるいは少し掌側に越えた位置に一致させる．手においても橈側縁あるいは尺側縁に一致させることが多いが，比較的長い縫合線となる場合には，母指の橈側への拘縮や小指の尺側への拘縮を予防するためにMP関節付近で，Z形成術を入れている．

全層植皮，分層植皮のいずれも適用される．全層植皮では，大きい皮膚が必要な場合は鼠径部が用いられ，小さい場合には手関節掌側あるいは肘窩から採取されることもある．一方，分層植皮では，外傷や熱傷に対するものが多く，その場合に

は，整容的な目的よりも生着を優先させるために，大腿部を中心とした有毛部からの薄めの分層植皮術が適用される．

植皮片の固定はナイロン糸で縫合を行う．植皮片はワセリン加軟膏ガーゼを貼付し，綿花などで軽度の圧迫包帯を行う．非固着性シリコンガーゼなどの創傷被覆材も有用である．固有指だけの場合には指関節を伸展位とするが，手指全体に及ぶ場合には，関節拘縮予防のために母指外転・対立，DIP・PIP 関節伸展，MP 関節屈曲の intrinsic plus position か，母指外転・対立で，DIP・PIP・MP 関節軽度屈曲のfunctional position を行っている．以前は指に鋼線を刺入していた時期もあったが，最近は関節拘縮や感染の危険性を回避するために，小児以外では行っていない．ギプスによる外固定だけで生着には問題を生じていない．

**B．掌 側**

手指は屈曲優位であるため，植皮片が掌側にある場合には，運動方向と植皮片の収縮方向が一致するため，容易に指の屈曲拘縮を生じやすい．そのため，植皮片の背側のデザインは側正中線を越えた背側（伸側）に位置させるか，側正中線を越えるような zig-zag のデザインを用いる[2)]（図1）．

採皮部に関して，手指掌側皮膚の組織学的特徴からつちふまずを選択する報告[4)~7)]と鼠径部からの報告[8)]が行われているが，我々は原則として，つちふまずからの植皮を積極的に用いている（図2）．難波ら[6)]が報告したいわゆる全層に近い分層植皮術である．通常，フリーハンドダーマトームを用いているが，採皮にある程度の経験が必要と

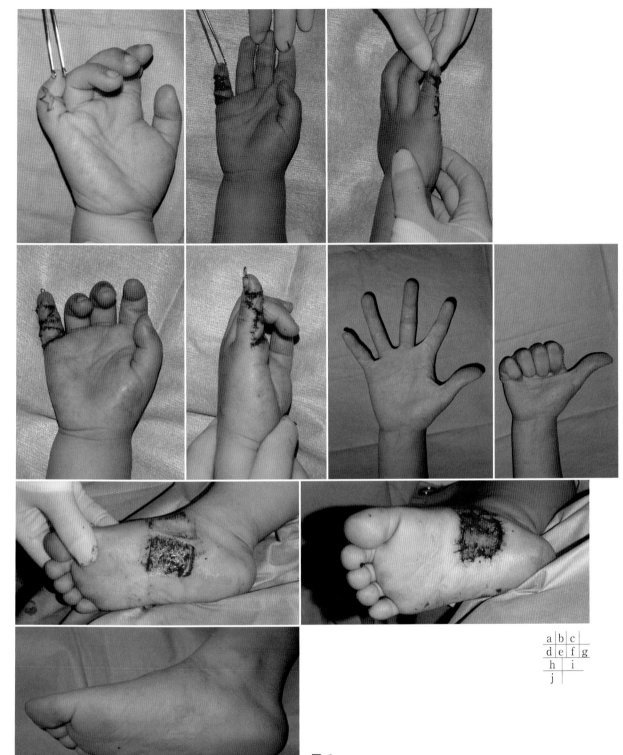

図 2.
2歳7か月，女児．右小指熱傷瘢痕拘縮

a：1年半前に熱傷を受傷し，右小指は熱傷瘢痕拘縮となっている．

b：手術時．瘢痕を解除して，移植床を局所皮弁で分断する．

c：手術時．Zig-zag のデザインで，欠損部を側正中線よりも背側まで作成する．

d，e：手術時．つちふまずからの全層に近い厚め分層植皮片を採取して，欠損部
　に移植する．

f，g：術後12年．色調，質感ともに良好で，運動制限もない．

h，i：手術時．採皮創は脂肪組織が一部露出している．その周辺から薄めの分層
　植皮を行っている．

j：術後12年．瘢痕はほとんど目立たない．患者の訴えもない．

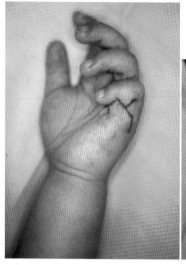
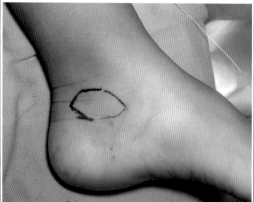
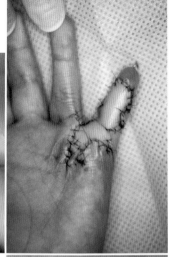
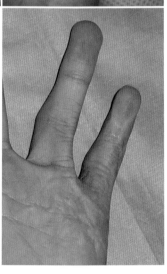

a | b | c
d

図 3.
2歳8か月，男児．左小指熱傷瘢痕拘縮
　　a：1歳時にストーブで受傷し，近医で保存的に加療
　　　された．高度の屈曲拘縮を認める．
　　b，c：拘縮を解除後，欠損創には，内果下部からの
　　　全層植皮術を施行した．
　　d：植皮術後10年．拘縮は解除され，良好な伸展が認
　　　められる．軽度の色素沈着が認められている．

なるため，慣れない場合には，メスを用いた方法で採取している．採皮可能な大きさに制限があるため，症例に応じて適用は慎重に検討する必要がある．広範囲な欠損に対しては鼠径部からの全層植皮を適用する．つちふまずの採皮部は，時に上皮化が遅延することがあり，肥厚性瘢痕となる場合もあるため，つちふまず周囲からの薄めの分層植皮などを行うとすみやかな創治癒が得られ，瘢痕も比較的目立たない[2]．また，熱傷や外傷においては，創の状態が不安定で，つちふまずからの植皮の生着に不安がある場合には，いったん有毛部からの植皮で創を閉鎖して，後日，つちふまずからの植皮に置き換えることも行っている．これまで，手指掌側にこの部位からの植皮を行ったことがある．しかし，長期の経過を見ると軽度ではあるが，色素沈着を認めた症例もある．適応の問

題なのか，遮光を含めての術後管理の問題かは明らかではないが，注意が必要と考える（図3）．

　植皮片の固定や軟膏ガーゼなどのドレッシングは，背側の場合と同様に行っている．症例によってはタイオーバー固定を行うこともあり，シーネ代わりとなり，効果的である．小児の掌側の植皮片固定には，早期吸収性の合成糸を使用して抜糸を行わない場合もあるが，特に感染や瘢痕などで困ることはなかった．基本的には掌側の欠損に対して植皮片が最大となるように移植するため，術後肢位は，DIP・PIP・MP関節が伸展位となるように固定している．部位によっても異なるが，鋼線やギプスシーネなどを使い分けている．

C．側　面

　合指症などの先天性疾患や外傷や熱傷に伴う瘢痕拘縮などに適用される[9]．背側あるいは掌側と

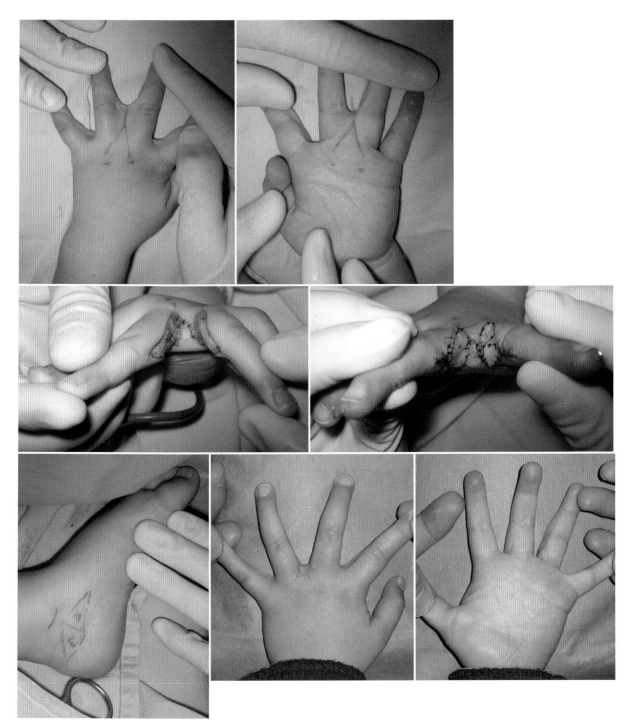

|a|b|
|---|---|
|c|d|
|e|f|g|

**図 4.** 1歳6か月, 男児. 左中・環合指症
a, b：背側と掌側にそれぞれ指間形成用の三角弁をデザインする.
c：皮弁を指間で縫合し, 指側面の移植床を作成する.
d：内果下部からの全層植皮を行う. その際に, 内果近くの皮膚を指背側に,
　　足底近くの皮膚を指掌側に移植した.
e：採皮部
f, g：植皮術後1年. 色調も良好で, 整容的にも機能的にも問題ない.

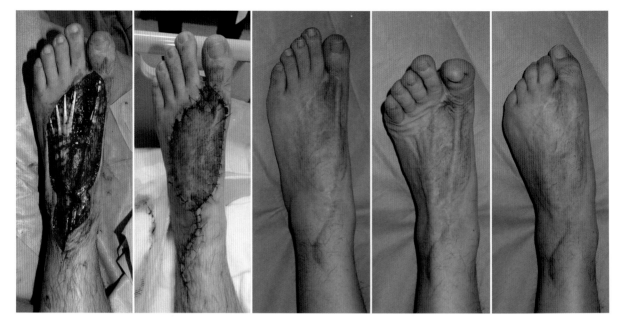

図 5. 37 歳，男性．左手電撃傷後　　　　　　　　　a | b | c | d | e
a：左手の組織欠損部に神経付き遊離足背皮弁を移植した．皮弁採取後の欠損の状態
b：鼠径部からの全層植皮を行い，移植後 7 日目の状態．完全生着している．
c～e：術後 6 年の状態．伸筋腱のレリーフが認められるが，靴を着用しても問題な
　　く，日常生活が可能である．また，趾の運動制限もほとんど認められない．

連続する場合には，欠損全体に占める側面の割合にもよるが，前述した背側あるいは掌側に応じた植皮を行う（図 4）．

欠損が側面中心の場合には，背側と掌側に zig-zag となるようなデザインを行うことが多い．

採皮部は角質層がやや薄く，また，メラノサイトも少量存在している内果下部からの全層植皮を行っている．したがって，採皮部の縫縮が難しい場合には，状態に応じて鼠径部などからの全層植皮が行われる．

### 2．足趾（足から趾）

基本的には手と同様に対応しているが，異なる点を記載する．

足に関しては，まず靴を履くことと立位や歩行に耐え得る足底であることが求められる．そのため背側に関しては，薄く，柔軟な皮膚が必要であり，皮弁の利点と問題点を検討した上で，植皮術を積極的に用いている（図 5）．一方，底側に関しては，固有趾への移植はつちふまずからの植皮が

解剖学的特徴からも最適であると考えている．足底荷重部に関しては，採皮部の大きさに限度があるものの，第一選択としては足底非荷重部からの植皮術であると考えている．ただし，足の場合には，必ずしも皮膚だけの問題ではなく，足底腱膜までの皮下組織のクッション構造が保たれているのかによっても大きく異なってくる．栗原ら[10]は，足底荷重部における足底非荷重部以外の植皮に関しての問題点を挙げている．その中で，植皮後の成績は不良で，皮下組織の線維化や瘢痕化などの変性が認められたと報告している．

### 植皮部・採皮部の管理

一般に手指や足趾においては，汚染創や感染創でない限りは，植皮後 1 週間程度で初回の包交を行い，抜糸は 10 日から 2 週間程度で行う．生着後は早期からビタミン含有軟膏，ヘパリン類似物質の軟膏やローション（ヒルドイド®）などで常に保湿を行っている．サポーターなどによる圧迫は約

1年程度使用する．遮光に関しては，最低でも2〜3年は継続するように指導している．

リハビリテーションは病態や植皮の生着状態により異なる．手指においては，植皮の生着を確認した時点で，軽度の自動運動を開始する．ハンドセラピストの介入が理想であるが，難しい場合には，可能なかぎり主治医が定期的に行うように指導している．強力な運動は植皮後2週以降に行うが，同時にこの時期から日中や夜間の装具療法が必要と考える．掌側の植皮後は夜間の伸展スプリントを数か月から半年継続する．屈曲拘縮の強い症例では，日中もジョイントジャックやダイナミックスプリントを使用することもある．

植皮の辺縁やつちふまずの採皮部の肥厚性瘢痕化予防には，デプロドンプロピオン酸エステル製剤であるステロイドテープ（エクラー® プラスター）を積極的に使用している．

## 手指・足趾における植皮術の注意点

### 1．各種疾患・病態への対応

#### A．先天性疾患

多くは母斑などの色素異常や合指症・合趾症などの疾患である．そのため機能的にも整容的にも高い治療結果が求められる．基本的には，全層植皮を選択することが多い．低年齢時での手術が行われることが多いため，成長への影響も考慮しなければならない．植皮片の成長に関しては，後述する．

#### B．外　傷

手指や足趾は四肢の先端で露出部であるため，外傷を受けやすく，そのため皮膚欠損を生じやすい．手指や足趾の外傷の基本原則は早期の創閉鎖とリハビリテーションである．そのため，近年は骨露出を伴うような深達性で複雑な損傷に対しては，積極的に皮弁が適用されている．しかし，手術手技も複雑であるため皮膚欠損が中心の場合には，植皮術による受傷直後の閉鎖は創感染を防ぎ，早期の社会復帰につながるものとして，依然，多用されている．骨などの深部組織が一部露出している場合には，人工真皮の使用も効果的であ

り，また，移植床の血行が不安定な場合には，創床調整（wound bed preparation）目的で，陰圧閉鎖療法（negative pressure wound therapy；NPWT）も有用である[11]．

#### C．汚染創・感染創

四肢では，外傷を受けやすく，そのため治療が遷延化すると高い頻度で汚染創や活動性の高い感染創を生じることになる．そのような創では多くの場合，早期の植皮術は無効である．特に足趾においては糖尿病や血行障害の影響を受けやすいため，起炎菌への対応と併せて基礎疾患のコントロールを含めた総合的治療が必要となる．環境を整えることで，高い生着が得られる．その場合には，状況にもよるが，比較的薄めの分層植皮を適用し，いったん創閉鎖を行った後に，二次的に植皮術や皮弁移植を計画する．異物や感染肉芽の除去や安定した移植床血流の確保といった創床調整を行う．ただし，手指においては創床調整に一定の期間が必要になることもあるため，NPWTを利用した術前管理が必要と考える（図6）．

### 2．年齢への対応

#### A．小　児

小児に対して手指や足趾の植皮術が施行される機会は多く，成長の上でも大変重要である．最大の問題は移植された植皮片の成長である．これまで動物実験と合わせて多くの臨床例が検討されている．具体的な数値として明確な結論には至っていないが，手指および足趾のいずれの場合でも，成長期に植皮術を行った場合に，個体の発育・成長とともに移植された皮膚は成長するとされている[12)13]．

成長に関しては，植皮片の完全生着が大前提であるが，年齢以外に，植皮片の厚さ（全層植皮），移植床の大きさやデザインなども大きく関係する．このように植皮片の大きさの変化に関しては，植皮片自身の収縮の要因もあるが，術後の拘縮予防が最重要と考えている．

手指掌側の植皮後の感覚（知覚）回復に関しては，一般的に移植床の神経支配を受ける．移植床の状態にもよるが，つちふまずからの植皮後の方

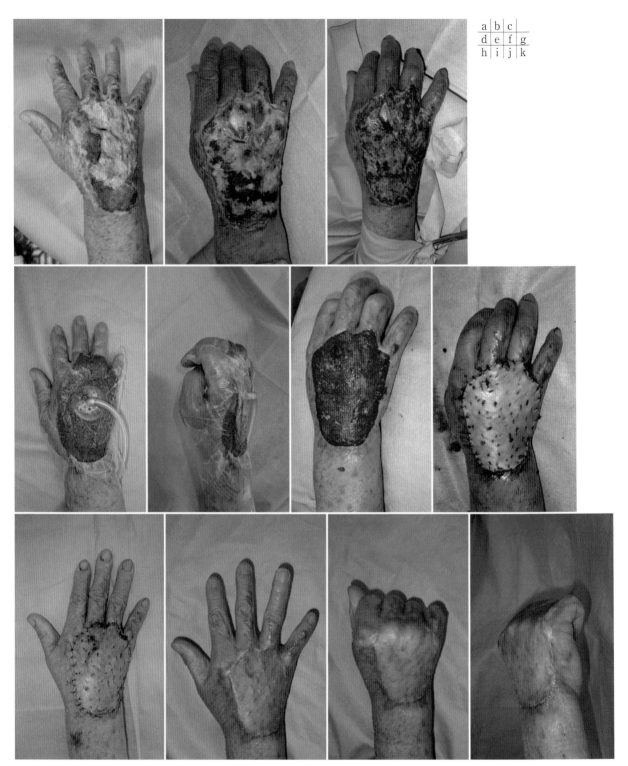

| a | b | c |
| d | e | f | g |
| h | i | j | k |

**図 6**．90 歳．女性．右手熱傷

a：たき火に転倒して，右手を中心に熱傷を受傷した．救急病院に搬送され，約 1 か月後に当科を紹介となる．当科初診時の状態．手背は広く，壊死組織が認められる．

b：脳梗塞，認知症，高血圧などの精査を行い，同時に手指の運動を開始しながら，デブリードマンを開始

c：当科受診後 2 週で，創の表面の壊死組織が除去された．中指の伸筋腱が露出している．

d，e：不安定な移植床であったため肉芽形成と伸筋腱の被覆を目的に，NPWT を開始した．

f，g：NPWT 開始後 8 日．当科受診後 22 日で，鼠径部からの分層植皮術を行った．鼠径部の皮膚は全層で採取して，分層に加工した．

h：植皮術後 4 日目．良好な生着を認める．この時点で，自動運動を開始した．

i～k：植皮術後 1 か月．植皮の生着は安定しており，手指の伸展屈曲も制限ない．

が有毛部からのものより優れているとされている.

### B. 高齢者

フレイルやサルコペニアを生じやすいため, 早期の社会復帰を目指すことが肝要である.

手指においては, 可能な限り術前後の安静期間の短縮が求められる. 一般的に成人, 特に高齢者では長期間の手指の安静は不可逆性の関節拘縮につながり, 可動域の制限をきたす. そのため, 早期の植皮術を行うか, 前述した NPWT などを併用した管理を行う. 植皮の生着後は, 可能であればハンドセラピストを介入させて, 早期からのリハビリテーションが必要である.

一方, 足趾では, 一定期間, 歩行制限となることが多い. そのため生着後, 安定した状態になった時点で圧迫包帯を行いながら下垂, 車いす移乗や歩行を開始している. 以前は術後2週間は厳密な管理下で歩行禁止であったが, 最近は生着の状態や病態にもよるが, 1週間から10日程度で短時間の下垂から開始し, 経過を見ながら荷重, 歩行を開始している.

### 保険点数算定に際しての注意

現在, 診療報酬点数として植皮術に関する注意点を記載する. 令和4年4月1日改定の内容である.

手術料としては, K013 分層植皮術, K014 全層植皮術の2つであり, それぞれに面積によって4つに分けられている. 「注」として, 「広範囲皮膚欠損の患者に対して行う場合は, 頭頸部, 左上肢, 左下肢, 右上肢, 右下肢, 腹部(胸部を含む)又は背部のそれぞれの部位ごとに所定点数を算定する.」また, 通則14で「同一手術野又は同一病巣につき, 2以上の手術を同時に行った場合の費用の算定は, 主たる手術の所定点数のみにより算定する. ただし, 神経移植術, 骨移植術, 植皮術, (後略), それぞれの所定点数を合算して算定する. (後略)」とあるように, 植皮術の点数は同時に行った手術とそのまま合算が可能である.

たとえば, ① 右示指・中指・環指の熱傷では,

(面積に応じたデブリードマン)×1と(面積に応じた分層植皮術または全層植皮術)の合算になる.

② 右示指・中指・環指の瘢痕拘縮に対して, 指瘢痕拘縮形成術と欠損部に対する遊離植皮術が行われた場合の算定を考える. この場合, 各指における指瘢痕拘縮形成術と各指の植皮術の面積総和となる. つまり, (指瘢痕拘縮形成術)×3と(各指の植皮面積の総和)の合算になる.

詳細は診療点数早見表や医科診療報酬点数表などでの確認が必要である[14].

### まとめ

手指および足趾の植皮術について, 解剖学的特徴をはじめ, その適用や特徴, 注意点などについて詳述した. 以前に比べて植皮術の適応は変化しているもののいまだ有用な再建手技であり, 100%の生着を目指すことが大切である.

#### 参考文献

1) 田中克己:解剖と機能 皮膚・爪甲. 形成外科. **63**(増刊):S7-S9, 2020.
2) 田中克己, 平野明喜:手への遊離植皮術の基本. 形成外科. **54**(7):755-764, 2011.
3) 吉本 浩, 田中克己:【イチから見直す植皮術】手足への植皮術. PEPARS. **120**:39-47, 2016.
4) Webster, J. R.:Skin grafts for hairless areas of hands and feet. Plast Reconstr Surg. **15**:83-101, 1955.
   Summary 内果下部からつちふまずにかけての全層植皮の最初の報告である.
5) LeWorthy, G. W.:Sole-skin as a donor site to replace palmar skin. Plast Reconstr Surg. **32**:30-38, 1963.
   Summary つちふまずからの厚め分層植皮の最初の報告である.
6) 難波雄哉ほか:手指掌側への分層植皮の採皮部としての hairless area について. 形成外科. **20**:584-589, 1977.
   Summary 本邦におけるつちふまずからの厚め分層植皮の手技を報告している. 採取部の厚さによる拘縮の発生と採取部位の治癒に関しても考察している.
7) 佐々木恵一, 前田華郎:幼少に手掌熱傷に対する

土ふまずからの植皮の遠隔成績. 形成外科. **34**：1081-1089, 1991.

8) 許田和義ほか：小児手の熱傷の手術例に対する長期的検討. 日手会誌. **6**：867-870, 1989.

9) Sasaki, K., et al.：Aesthetic reconstruction for synadactyly using the"gradation skin graft"from the plantar instep area. J Plast Reconst Aesthet Surg. **74**：3371-3376, 2021.
   Summary　内果下部からの植皮が, いわゆるグラデーションとして, 整容的な効果につながっていることを述べている.

10) 栗原邦弘ほか：足底荷重部再建例の遠隔成績. 形成外科. **31**：714-726, 1988.

11) Argenta, L.C., Morykwas, M.J.：Vacuum-assisted closure：a new method for wound control and treatmen：clinical experience. Ann Plast Surg. **38**：563-576；discussion 577, 1997.

12) 倉田喜一郎：遊離植皮片の成長, 植皮術の実際. 264-267, 中外医学社, 1972.
   Summary　植皮術に関する集大成とも言うべき成書で, その中で, 植皮の成長に関して丁寧に述べられている.

13) Baran, N.K., Horton, C.E.：Growth of skin grafts, flaps and scars in young minipigs. Plast Reconstr Surg. **50**：487-496, 1972.

14) 医科診療報酬点数表等, 特掲診療料, 手術, 615-618, 改訂診療報酬点数表参考資料, 日本医師会. 令和 4 年 4 月 1 日実施

## 第 35 回日本眼瞼義眼床手術学会

会　期：2024 年 2 月 3 日（土）
会　長：森本　尚樹（京都大学大学院医学研究科形成外科学，教授）
会　場：京都リサーチパークサイエンスホール
　　　　〒 600-8813　京都市下京区中堂寺南町 134
　　　　JR　嵯峨野線（山陰線）　丹波口駅下車
テーマ：皮膚と角膜の再生医療
プログラム：
　特別講演　「幹細胞による角膜の再生医療」
　　座長：森本　尚樹（京都大学大学院医学研究科形成外科学 教授）
　　講師：西田　幸二（大阪大学大学院医学系研究科 脳神経感覚器外科学（眼科学）教授）
　スポンサードシンポジウム　「皮膚と角膜の再生医療」
　　座長：外園　千恵（京都府立医科大学大学院医学研究科視覚機能再生外科学）
　　　　　坂本　道治（京都大学大学院医学研究科形成外科学）
　　基調講演講師：外園　千恵（京都府立医科大学大学院医学研究科視覚機能再生外科学 教授）
　　シンポジスト：坂本　道治（京都大学大学院医学研究科形成外科学）
　　　　　小泉　範子（同志社大学眼科）
　　　　　冨田　大輔（東京歯科大学市川総合病院眼科）
　　共催：株式会社ジャパン・ティッシュエンジニアリング／帝人株式会社
　ランチョンセミナー　「眼窩ブローアウト骨折における Best Practice を伝授する」（仮）
　　座長：嘉鳥　信忠（聖隷浜松病院眼形成眼窩外科 顧問）
　　演者：今川　幸宏（大阪回生病院眼形成手術センター部長）
　　　　　渡辺　彰英（京都府立医科大学眼科学教室 学内講師）
　　共催：帝人メディカルテクノロジー株式会社
　イブニングセミナー
　　座長：勝部　元紀（京都大学大学院医学研究科形成外科学）
　　演者：白壁　征夫（サフォクリニック六本木）
　　共催：TMSC 株式会社
　その他　一般演題（口演），企業展示・書籍展示
学会 HP：https://convention.jtbcom.co.jp/gigan35/
事務局：京都大学大学院医学研究科形成外科学
　　　　〒 606-8507　京都市左京区聖護院川原町 54
運営事務局：
　　第 35 回日本眼瞼義眼床手術学会　運営事務局
　　株式会社 JTB コミュニケーションデザイン 事業共創部　コンベンション第二事業局
　　〒 541-0056　大阪市中央区久太郎町 2-1-25
　　JTB ビル 8 階
　　TEL：06-4964-8869　FAX：06-4964-8804
　　E-mail：gigan35@jtbcom.co.jp

◀さらに詳しい情報は HP を CHECK！

## 第 24 回日本褥瘡学会 中国四国地方会学術集会

会　期：2024 年 3 月 17 日（日）
会　場：高知市文化プラザかるぽーと
　　　　〒 781-9529　高知市九反田 2-1
会　長：赤松　順（社会医療法人近森会 近森病院 形成外科）
テーマ：レジリエント・コミュニケーション in 高知
　　　　―職種を超えて再発見！―
Ｕ Ｒ Ｌ：https://www.kwcs.jp/jspucs24/
参加費：事前参加費
　　　　会員 3,000 円・非会員 4,000 円・学生 1,000 円
　　　　当日参加費
　　　　会員 4,000 円・非会員 5,000 円・学生 1,000 円
プログラム：
　特別講演：褥瘡潰瘍マネージメント～診断から治療，創傷衛生まで～
　　演者：宮内律子（山口総合医療センター形成外科）
　特別フォーラムⅠ：急性期から地域につながる栄養管理～タスクシフト・タスクシェアの時代に向けて～
　　演者：宮島　功（近森病院栄養部）
　特別フォーラムⅡ：私たち薬剤師に出来ること　褥瘡の薬学的管理
　　演者：筒井由香（近森病院 薬剤部長）
　ランチョンセミナー：ノーリフトケアを浸透させるための考え方
　　演者：藤井香織（鳥取大学医学部附属病院）
　スイーツセミナー：地域における創傷管理と特定行為
　　演者：平良亮介（水島協同病院 看護師長）
　アフタヌーンセミナー：エアマットレスは全自動の時代に
　　演者：高野　学（株式会社モルテン）
　教育講演：速報!! 2024 年 W 改定：褥瘡にかかわる診療報酬・介護報酬―医療行政の大改革と併せて読み解く―
　　演者：高水　勝（アルケア株式会社）
　ハンズオンⅠ　※事前申し込み
　フットケア入門～爪切りから始めよう!!～
　ハンズオン 2　※事前申し込み
　～効果的な貼付方法，普段からの疑問を解消しちゃいます～
　ハンズオン 3　※事前申し込み
　分かりやすい創傷衛生のテクニック～洗い方・被覆方法のポイントを知ろう
　ハンズオン 4　※当日先着順
　最新のデブリードマン体験～超音波デブリードマンとウンドクロスを用いて～
事前参加登録期間・申し込み方法：
　　23 年 10 月 3 日（火）正午～24 年 3 月 8 日（金）正午
　　大会ホームページより WEB 参加登録フォームからお申し込みください．
事務局：
　　社会医療法人近森会 近森病院 形成外科
　　〒 780-8522　高知県高知市大川筋一丁目 1-16
運営事務局：
　　株式会社キョードープラス
　　〒 701-0205　岡山県岡山市南区妹尾 2346-1
　　TEL：086-250-7681　FAX：086-250-7682
　　E-mail：jspucs24@kwcs.jp

◀さらに詳しい情報は HP を CHECK！

# FAXによる注文・住所変更届け

改定：2024年1月

　毎度ご購読いただきましてありがとうございます.
　読者の皆様方に弊社の本をより確実にお届けさせていただくために，FAXでのご注文・住所変更届けを受けつけております. この機会に是非ご利用ください.

## ◎ご利用方法
　FAX専用注文書・住所変更届は，そのまま切り離してFAX用紙としてご利用ください. また，注文の場合手続き終了後，ご購入商品と郵便振替用紙を同封してお送りいたします. **代金が税込5,000円をこえる場合，代金引換便とさせて頂きます.** その他，申し込み・変更届けの方法は電話，郵便はがきも同様です.

## ◎代金引換について
　代金が税込5,000円をこえる場合，代金引換とさせて頂きます. 配達員が商品をお届けした際に，現金またはクレジットカード・デビットカードにて代金を配達員にお支払い下さい(本の代金＋消費税＋送料). (※年間定期購読と同時に5,000円をこえるご注文を頂いた場合は代金引換とはなりません. 郵便振替用紙を同封して発送いたします. 代金後払いという形になります. 送料は，定期購読を含むご注文の場合は弊社が負担します)

## ◎年間定期購読のお申し込みについて
　年間定期購読は，1年分を前金で頂いておりますため，代金引換とはなりません. 郵便振替用紙を本と同封または別送いたします. 送料弊社負担，また何月号からでもお申込み頂けます.
　毎年末，次年度定期購読のご案内をお送りいたしますので，定期購読更新のお手間が非常に少なく済みます.

## ◎住所変更届けについて
　年間購読をお申し込みされております方は，その期間中お届け先が変更します際，必ずご連絡下さいますようよろしくお願い致します.

## ◎取消，変更について
　取消，変更につきましては，お早めにFAX，お電話でお知らせ下さい.
　返品は，原則として受けつけておりませんが，返品の場合の郵送料はお客様負担とさせていただきます. その際は必ず弊社へご連絡ください.

## ◎ご送本について
　ご送本につきましては，ご注文がありましてから約1週間前後とみていただきたいと思います.

## ◎個人情報の利用目的
　お客様から収集させていただいた個人情報，ご注文情報は本サービスを提供する目的(本の発送，ご注文内容の確認，問い合わせに対しての回答等)以外には利用することはございません.

　その他，ご不明な点は弊社までご連絡ください.

株式会社　全日本病院出版会
〒113-0033 東京都文京区本郷 3-16-4-7 F
電話 03(5689)5989　FAX03(5689)8030　郵便振替口座 00160-9-58753

# FAX 専用注文書 形成・皮膚 2401　　　年　　月　　日

| ○印 | PEPARS | 定価(消費税込み) | 冊数 |
|---|---|---|---|
| | **2024 年 1 月〜12 月定期購読**(送料弊社負担) | 42,020 円 | |
| | PEPARS No. 200 **足を診る**—糖尿病足病変，重症下肢虚血からフットケアまで— 臨時増大号 | 5,500 円 | |
| | PEPARS No. 195 **顔面の美容外科 Basic & Advance** 増大号 | 6,600 円 | |
| | PEPARS No. 183 **乳房再建マニュアル**—根治性，整容性，安全性に必要な治療戦略— 増大号 | 5,720 円 | |
| | バックナンバー(号数と冊数をご記入ください)<br>No. | | |

| ○印 | Monthly Book Derma. | 定価(消費税込み) | 冊数 |
|---|---|---|---|
| | **2024 年 1 月〜12 月定期購読**(送料弊社負担) | 43,560 円 | |
| | MB Derma. No. 340 **切らずに勝負！皮膚科医のための美容皮膚診療** 増大号 | 5,610 円 | |
| | MB Derma. No. 336 **知っておくべき皮膚科キードラッグのピットフォール** 増刊号 | 6,490 円 | |
| | バックナンバー(号数と冊数をご記入ください)<br>No. | | |

| ○印 | 瘢痕・ケロイド治療ジャーナル | | |
|---|---|---|---|
| | バックナンバー(号数と冊数をご記入ください)<br>No. | | |

| ○印 | 書籍 | 定価(消費税込み) | 冊数 |
|---|---|---|---|
| | カスタマイズ治療で読み解く美容皮膚診療 | 10,450 円 | |
| | 日本美容外科学会会報　Vol. 44　特別号 「美容医療診療指針 令和 3 年度改訂版」 | 4,400 円 | |
| | ここからマスター！手外科研修レクチャーブック | 9,900 円 | |
| | 足の総合病院・下北沢病院がおくる！<br>ポケット判 主訴から引く足のプライマリケアマニュアル | 6,380 円 | |
| | カラーアトラス 爪の診療実践ガイド 改訂第 2 版 | 7,920 円 | |
| | イチからはじめる美容医療機器の理論と実践 改訂第 2 版 | 7,150 円 | |
| | 臨床実習で役立つ形成外科診療・救急外来処置ビギナーズマニュアル | 7,150 円 | |
| | 足爪治療マスター BOOK | 6,600 円 | |
| | 図解 こどものあざとできもの—診断力を身につける— | 6,160 円 | |
| | 美容外科手術—合併症と対策— | 22,000 円 | |
| | 運動器臨床解剖学—チーム秋田の「メゾ解剖学」基本講座— | 5,940 円 | |
| | グラフィック リンパ浮腫診断—医療・看護の現場で役立つケーススタディ— | 7,480 円 | |
| | 足育学　外来でみるフットケア・フットヘルスウェア | 7,700 円 | |
| | ケロイド・肥厚性瘢痕 診断・治療指針 2018 | 4,180 円 | |
| | 実践アトラス 美容外科注入治療　改訂第 2 版 | 9,900 円 | |
| | ここからスタート！眼形成手術の基本手技 | 8,250 円 | |
| | Non-Surgical 美容医療超実践講座 | 15,400 円 | |

<table>
<tr><td rowspan="2">お名前</td><td>フリガナ</td><td rowspan="2">診療科</td></tr>
<tr><td>　　　　　　　　　　　　　　　　㊞</td></tr>
<tr><td rowspan="2">ご送付先</td><td>〒　　−</td><td></td></tr>
<tr><td>□自宅　　□お勤め先</td><td></td></tr>
<tr><td colspan="2">電話番号</td><td>□自宅<br>□お勤め先</td></tr>
</table>

バックナンバー・書籍合計
5,000 円以上のご注文
は代金引換発送になります

—お問い合わせ先—
㈱全日本病院出版会営業部
電話 03(5689)5989

FAX 03(5689)8030

年　　月　　日

# 住 所 変 更 届 け

| お名前 | フリガナ | |
|---|---|---|
| お客様番号 | | 毎回お送りしています封筒のお名前の右上に印字されております8ケタの番号をご記入下さい。 |
| 新お届け先 | 〒　　　　　　都道<br>　　　　　　　府県 | |
| 新電話番号 | （　　　　　） | |
| 変更日付 | 年　　月　　日より | 月号より |
| 旧お届け先 | 〒 | |

※ 年間購読を注文されております雑誌・書籍名に✓を付けて下さい。

☐ Monthly Book Orthopaedics（月刊誌）

☐ Monthly Book Derma.（月刊誌）

☐ Monthly Book Medical Rehabilitation（月刊誌）

☐ Monthly Book ENTONI（月刊誌）

☐ PEPARS（月刊誌）

☐ Monthly Book OCULISTA（月刊誌）

FAX 03-5689-8030

全日本病院出版会行

# PEPARS —— バックナンバー一覧

各号定価 3,300 円（本体 3,000 円＋税），ただし，増大号のため，No. 159,171,183 は定価 5,720 円（本体 5,200 円＋税），No. 195 は定価 6,600 円（本体 6,000 円＋税），No. 200 は定価 5,500 円（本体 5,000 円＋税）．在庫僅少品もございます．品切の場合はご容赦ください．

(2023 年 12 月現在)

掲載されていないバックナンバーにつきましては，弊社ホームページ（www.zenniti.com）をご覧下さい．

```
2024 年　年間購読　受付中！
年間購読料　42,020 円(消費税込)(送料弊社負担)
(通常号 11 冊＋増大号 1 冊：合計 12 冊)
```

click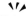

全日本病院出版会　　　　　　　検 索

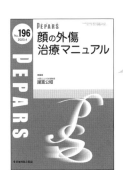
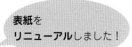

表紙をリニューアルしました！

編集顧問：栗原邦弘　百束比古　光嶋　勲
編集主幹：上田晃一　大阪医科薬科大学教授
　　　　　大慈弥裕之　NPO法人自由が丘アカデミー代表理事
　　　　　小川　令　日本医科大学教授

No.205　編集企画：
　　櫻井裕之　東京女子医科大学 教授

PEPARS　No.205

2024年1月15日発行（毎月1回15日発行）
　　　定価は表紙に表示してあります．
　　　　　Printed in Japan

発行者　　末　定　広　光
発行所　　株式会社　全日本病院出版会
〒113-0033 東京都文京区本郷3丁目16番4号
　　　　　電話（03）5689-5989　Fax（03）5689-8030
　　　　　郵便振替口座 00160-9-58753

印刷・製本　三報社印刷株式会社　　　電話（03）3637-0005
広告取扱店　株式会社文京メディカル　電話（03）3817-8036